JN027848

簡単・楽しい・若返る！

何歳からでも間に合う
脳を鍛える方法

監修
篠原菊紀
脳科学・健康教育学者
公立諏訪東京理科大学情報応用工学科教授

はじめに

脳という臓器はほかの臓器とは違って、やたら柔軟に変化していきます。ですから、60歳からであろうと、70歳からであろうと、100歳からであろうと、脳は外からの入力、外への出力、自分自身からの入力、自分自身への出力、脳細胞同士の入出力に合わせて、適応的に変化していきます。外の世界との誤差、自分自身との誤差、脳細胞のネットワーク間の誤差を最小化していきます。

よりよく、柔軟に変化していきます。

写真や図で見ると、脳はほかの臓器と変わらないように見えます。脂肪の塊、もしくは豆腐のように見えます。しわしわは多いですが、頭蓋骨から外して、机の上などに置くとぶにょっとなって、ほかの臓器と変わりません。

しかし、脳はたくさんの「脳（神経）細胞」から構成されています。ほかの臓器もたくさんの細胞から成り立っていますが、細胞同士のつながりをモットーとする脳細胞は、つながり方やつながりの強さを日々刻々と変えていきます。大脳で数百億個、小脳で千億個、脳全体では千数百億個にもなる脳細胞が、電気信号を発してお互いに情報のやりとりをしながら、そのパターンを変えていきます。グリア細胞といって神経細胞の10倍はあり、神経細胞に栄養を渡すばかりと考えられてきた細胞も、情報のネットワークの一部をなし、そのネットワークを変えていくことにかかわっています。

これらがさまざまな意味での誤差最小化を目指して変化していく。それが脳だというのが最近の考え方です。だから「何歳からでも間に合う」のは当たり前です。

とはいっても「間に合わせ方」はあります。こうしたほうが柔軟に、かつ適切に脳を変化、適応させていけるだろうと思える方法です。この本では、それをお伝えしたいと思っています。

できれば興味をもって読んでもらえればありがたいです。そうするとやる気にかかわる線条体が働いて、記憶の効率が高まり、スキルアップも促進されます。面白くなくても、「ほお、なるほど」「こりゃいい、やってみよう」「楽しかった」と声に出していただければ幸いです。

脳科学・健康教育学者　公立諏訪東京理科大学情報応用工学科教授

篠原菊紀

目次

序章

高齢になるほど伸びる「脳の力」

歳をとると脳は衰えるばかりという間違った常識

「脳を鍛えましょう」

「認知機能（頭の働き）の低下を予防しましょう」

「認知症の予防を目指しましょう」

……などというと、「ああ、歳をとると脳はダメになっていく。衰える一方だからそれを防ごう、という話なんだな」と受け取る人が多いでしょう。「脳は歳をとるとダメになる一方だ」と。

しかし、はたしてそれは正しいのでしょうか？　……答えは、YESでもあり、NOでもあります。

「え!? そんなことといわれても、むかしに比べたらもの覚えは悪くなっているし、うっかりミスも増えたし……」これを読んでいただいているみなさんは、怪訝《けげん》な思いがするかもしれませんね。

でも実際のところ、脳は強力な「メモリーマシン」であり、これまで培《つちか》ってきた人生の中でのさまざまな知識や経験が蓄えられています。そして50歳や60歳になっても、新しい記憶はどんどんインプットされ続けます。80歳や90歳、１００歳になってもです。

もちろん、新しい知識や経験を脳に入れたり、出したり、組み合わせたりしていく力は歳とともに落ちるのは仕方がありませんし、若い人のほうが優れているのはその通りです。でも、脳に蓄積された知識や経験の総量は、歳を重ね、経験を重ねた脳のほうが豊富になっていきます。

つまり、「脳を鍛える」というのは、なにも10代や20代の若い頃の脳に戻ろう、ということではありません。「年齢を重ねたからこそ充実した脳の特性を、最大限に生かしていく」「生かしていくことが世のため、人のため、自分のためだ」といっているのです。

それが脳を鍛える目的です。

歳のせい、遺伝のせいは確かにあるが、そう思わないほうが伸びる

さて、そもそも認知機能（頭の働き）はどうやって伸びていくのでしょうか。

アムステルダム自由大学のブルーノ・サウスらは6567人の9〜11歳を調べ、認知機能に与える影響の強さは、「1年の加齢」（歳を重ねるだけで認知機能は伸びます）＜認知関連遺伝要因＜1年の教育＜親の社会経済的地位、の順でした。

そして、2年の教育は、認知関連遺伝要因も社会経済的地位もしのぐことを明らかにしました。**遺伝要因や親の社会経済的地位の影響を強く受けながら、成長していくこと、教育を受けることで認知機能は伸びていきます**。

遺伝や親の社会経済的地位の影響が大きい一方で、スタンフォード大学のキャロル・デゥエック心理学教授らは、やればできる、遺伝じゃない、環境じゃない、と思っている人のほうが、その後の成績等の伸びが大きいことを繰り返し示しています。

実際には遺伝の影響が強くても、遺伝じゃない、努力だと思っているほうが伸びるように、歳のせいじゃない、トライこそ大事だと思っているほうが得です。「歳のせい」と考えるのは、一部事実ではあっても「損」なのです。「やればできる！」――そうしたポジティブ思考が「得」ですし、事実になっていくのです。

人には〝3つの知能〟がある

古い話になりますが、イギリスの心理学者レイモンド・キャッテルは、「知能」を、「流動性知能」「統括性知能」「結晶性知能」に分けました。

流動性知能は、その場で何かのルールを覚え、それを使ってできるだけ速やかに情報を処理していく力です。いわゆる知能テストで調べられる力の多くがこれで、もともとは軍隊教育で伸びやすい人を選抜するために調べられました。この力は18～25歳くらいをピークに歳とともに低下します。

統括性知能はマネジメント能力で、人を使って仕事をこなしていく力です。この力は

◆加齢に伴う知能の変化を表すイメージ図

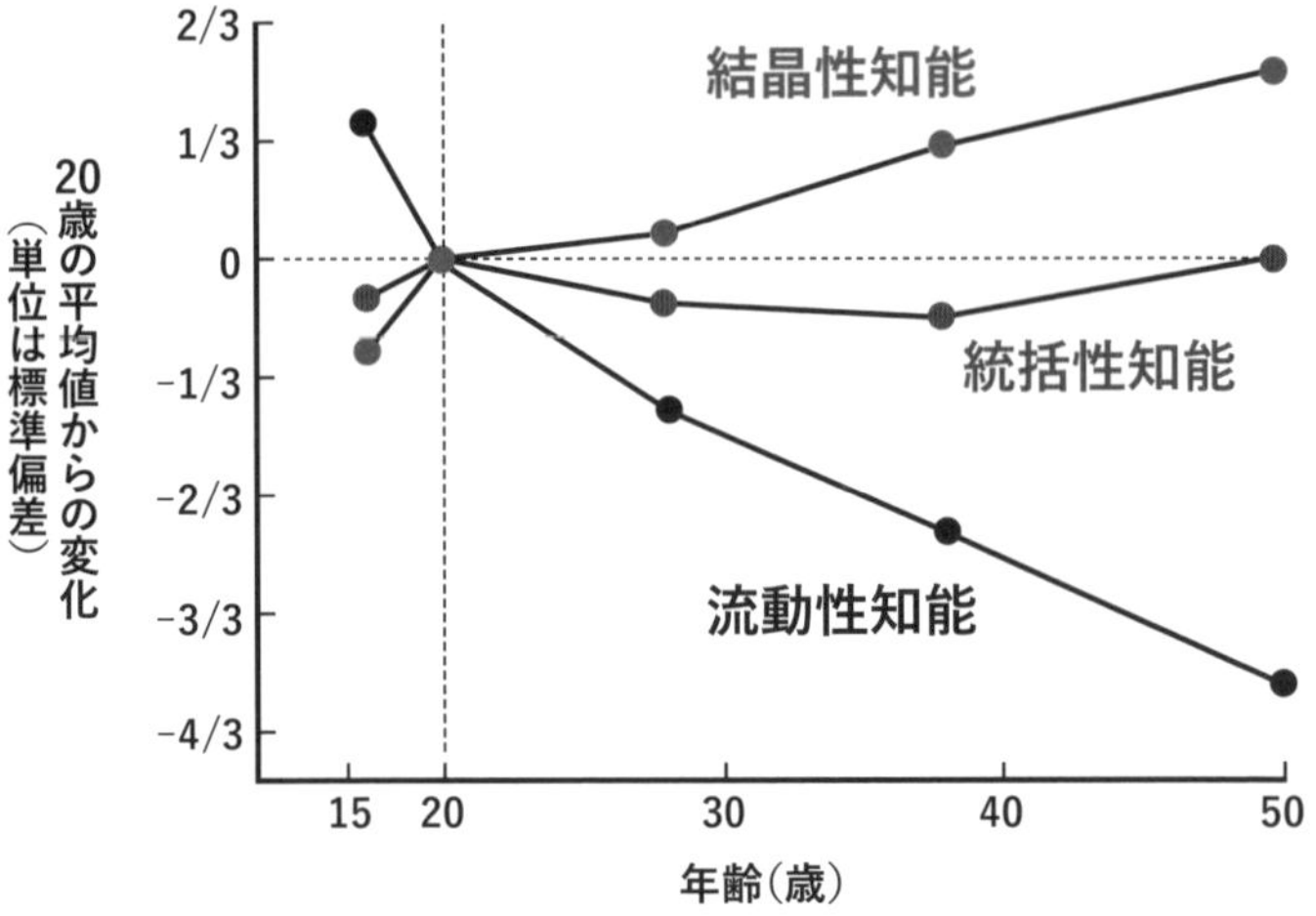

20歳くらいでいったんピークを迎え、その後低下しますが、歳とともに向上していきます。

一方、**結晶性知能は、知恵や知識や経験です。経験を通して結晶化していく知能です。こちらは加齢に伴って伸びていきます。**

ただし、結晶性知能のテストを行うと、持っている知恵や知識がすぐに出てこないことが歳とともに増え(この力は流動性知能です)、テスト成績は落ちていきます。

しかし、実際の脳に蓄えられている知恵や知識や経験は原理的には経験を重ねることで伸びていきます。いわゆる年の功です。

ワーキングメモリーを使おう

加齢に伴って結晶性知能は伸びていく。しかし、流動性知能の力は落ちてしまう。確かにその通りなのですが、流動性知能もテストを繰り返していると、そう大きくは落ちていきません。トレーニング効果があるのです。

特に、**記憶や情報を一時的に保持しながら、あれこれ作業（知的作業など）を行う力、ワーキングメモリー（作業記憶）と呼ばれる力**は、ワーキングメモリートレーニングでその成績がよくなりますし、ワーキングメモリーを盛んに使うような仕事をしていくと伸びていきます。

たとえば、品物、サービス、人の評価、情報の価値づけ、約束ごと、情報の加工、データや情報の分析、決断し問題を解決する、創造的に考える、仕事関連の知識を使いアップデートしていく、仕事や活動の計画を立てる、組織づくり、プランニングを行い優先順位を決める、**といったワーキングメモリーを盛んに使うような仕事をしてきた65歳以**

上の人は、そうでない人と比べワーキングメモリーを主とする認知機能が高く、かつ落ちにくいことが報告されています。

仕事でも日常生活でもワーキングメモリーを使う機会は豊富にあります。しかし、歳とともにワーキングメモリーの力が落ちてくると、ワーキングメモリーを使うのがおっくうになります。

　ちょっと頭に置いておいてあれこれ考えたり、作業したりするのが面倒になり、人にまかせがちになる。それはそれで周りの力を伸ばす、まあ正しい方法ですが、あんまりそれを行うと、自分のトレーニング機会が失われてしまうのです。めんどくさいなあ、という場面でしっかりワーキングメモリーを使っていきましょう。

◆日常生活の中にワーキングメモリーを使う機会は豊富にある

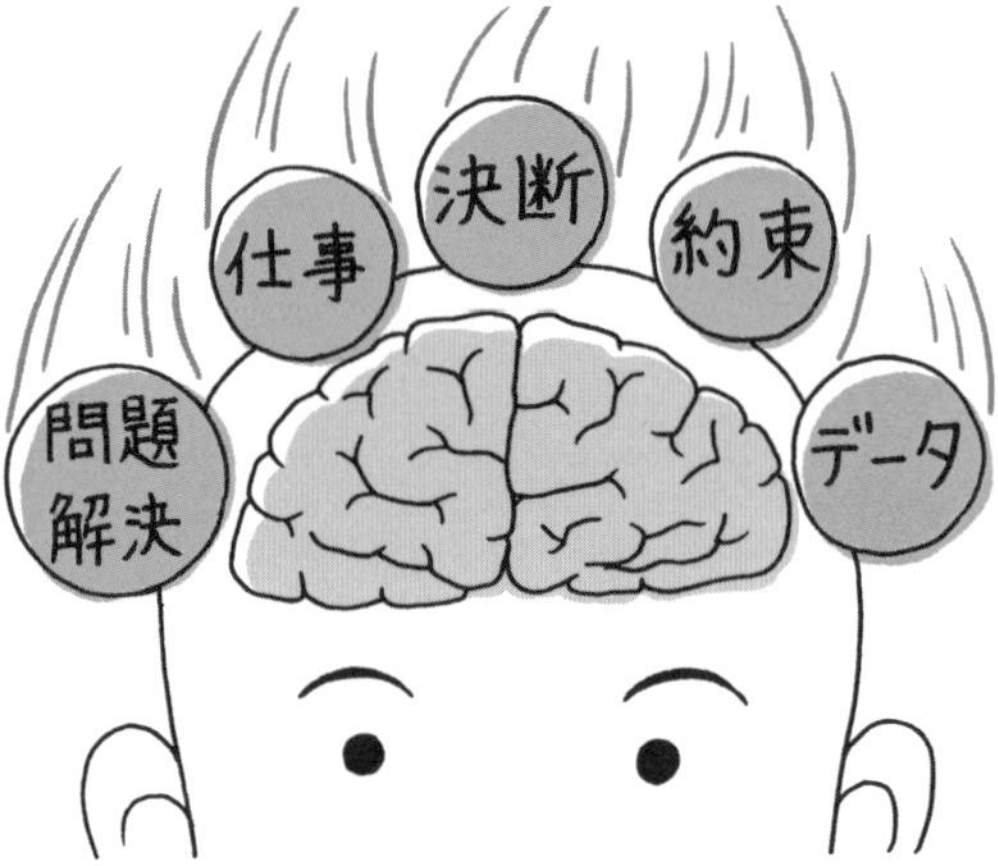

第1章

60歳からでも間に合う脳の鍛え方

ちょっとしたテストをやってみましょう

ワーキングメモリーを鍛えて、結晶性知能を生かせるようにしていこう。年の功を生かしていこう。それが脳を鍛えるということだ——そうお話ししてきました。

また、ワーキングメモリーは記憶や情報を一時的に保持しながら、何らかの作業をする機能だとお話ししてきました。

とはいえ、ワーキングメモリーとはどういうものか、ぴんときていない人も多いと思います。そこで、みなさんに**ワーキングメモリー系の問題にチャレンジしていただき、ワーキングメモリーを使うとはどういうことか、脳にメモしながら何かをしていくとはどういうことかを体験してもらいたい**と思います。

そうすれば、みなさんなら、日常生活のどういう場面でワーキングメモリーが使われているのか、ならばどういう場面で頑張ればいいのか、理解していただけると思うからです。

まずは、この本のカバー裏表紙を見てください。左の文字のカラー版がありますね。それを見て、何の色で書いてあるか、**文字ではなく書いてある色を声に出して答えてください。**できるだけ早くお願いします。

あお　あか　くろ
きいろ　赤　あお
青　黒　きいろ
あか　くろ　黒
赤　あお　あか

わかりますか？　脳にメモするということ。この問題では、「色で答える」ということを脳にメモしながら読んでいったわけです。文字という情報が邪魔でも、ぐっとガマンして。

文字の読める人類にとって、文字はとても強い情報です。ですから、つい文字を読んでしまうのも当たり前。これにはウェルニッケ野やブローカ野など、人だけにある脳の言語野の働きがかかわります。

一方で、文字は読まず色で答える、と脳にメモできていれば、前頭前野《ぜんとうぜんや》（外側前頭前野や前部帯状回《ぜんぶたいじょうかい》など）が働いて、ちゃんと読んでいける。つい文字を読んでしまっても、繰り返せばちゃんと答えられるようになっていきます。

脳のメモを何枚か使う感覚をつかんでください

脳のメモを使う感覚、何となく理解できたと思います。日常生活や仕事などで、**何かを覚えておきながら同じ作業を繰り返す作業でも、ワーキングメモリーが使われる**ことは理解できたかと思います。

では次に、脳のメモを何枚か使う感覚をつかんでください。実はもの忘れ外来などに行くとまず行われるテストは、このタイプのテストです。

「さくら」
「ねこ」
「電車」

この3つの言葉を覚えてください。
覚えたら、手などで隠してください。

次に、100から7を一度引いてください。
そこからさらに7を引いてください。

自分の携帯電話の下4ケタを、逆から言ってみてください。
手で隠した最初の言葉は何でしたか？　さらに、3つとも言ってください。

いかがでしたか？

実際には携帯電話のくだりは、3ケタの数字をいわれ、その逆唱、それから4ケタの数字で逆唱をします。

なかなか難しいですね。でも、言葉の記憶、引き算、逆唱と〝脳のメモ〟を何枚か使う感覚はご理解いただけたことと思います。

では、ワーキングメモリーのトレーニングも兼ね、このタイプの問題にチャレンジしましょう。**数字をひとつずつ出します。それを覚えてください。**

そのあと、ちょっと妙な知的作業をしていただいたあと、また思い出してもらいますから、しっかり覚えておいてください。

3

1　6　2　5

では次に妙な作業をしますから、このままページをめくってください。

「丸は、三角の向かって左にない」

この文章は、合っていますか？　間違っていますか？
声に出して答えてみてください。

正解は、「合っています」ですね。
間違っていると思った人は、向こう側から見た右・左を言っているだけでしょうから、気にしなくても結構です。

では、先ほどの5つの数字は何でしたか？

答え合わせは、前のページに戻ってみてください。

こうしたテストをすると、脳のメモ帳を複数使うということがどういうことなのか、よくわかるのではないかと思います。

「35261」の数字を脳にメモしておいて、「○△」の問題を考える。脳のメモを複数使う感覚が必要であり、それがワーキングメモリーを並行して使うということなのです。

では、今度は「ことば」について。

ページをめくって、言葉をそれぞれ覚えてみてください。

つくえ
ゆり
こおり
まぶた

いいですか。では今度は、

100から7をひとつずつ、5回引いていきます。

答えを声に出して言ってみてください。

さらにもうひとつ。次の言葉を覚えて、覚えたら、手で隠してください。

富士の山

これを、ひらがなで逆から言ってください。

答えは、**まやのじふ**です。

では、さきほど覚えた4つの言葉を、声に出して言ってみてください。

言えましたか？　合っているかどうか、元のページに戻って答え合わせをどうぞ。

できる、できないは、どうでもいいですが、**脳のメモを複数使う**ということ、ご理解いただけたと思います。

そしてこういう力が低下すると、人との約束が3つ4つ重なると真ん中あたりが抜けてしまう、2階に何かをしに上がったはいいが、何をしに来たのか思い出せない、いいことを思いついて話し始めたが、話題がいったんズレたとたん、何を話そうとしたのか忘れてしまう……そういったことが増えてしまうわけです。

「脳のメモ」には限界がある

さて、ここまでワーキングメモリー課題を体験してきたみなさんなら、なんとなくわかってきたと思いますが、**脳のメモの枚数には限界があります**。

何かを覚えたあとでする作業が、1つ、2つなら何とかなります。でも3つ、4つと重なってくるときつい。

そうなのです。私たちの脳のメモはせいぜい3枚か4枚程度。「あのこと」「このこと」「そのこと」くらいは同時処理や入れ子様処理（あれしてからコレして、またアレする……といった入れ子処理）は可能です。しかし、それを超えてしまうといっぱいいっぱい、残りはカッコにくるんで棚上げしておくのが限度です。

ですから**ワーキングメモリートレーニングの目的は、このメモ帳の枚数を増やすことではありません。3枚程度の脳のメモを、ちゃんと使えるようにしておくことです**。本当のメモや電子メモを併用しながらも、脳のメモはちゃんと使えるようにしておくことです。

つまり、「あのこと」という**1つのことだけを単純に鍛えていても、ワーキングメモリーを鍛えることにはつながりません。2つ、3つ、4つ、くらいの多重作業を同時に進めることがトレーニングになります**。

だから、以前紹介したように、複数のタスクをマルチにこなしている総合職のようなポジションの人のほうが、脳が鍛えられ、認知機能が低下しにくいのです。

以前、長野県茅野《ちの》市で6歳から80歳くらいまでの1300人ほどを対象に、こうしたワーキングメモリーの力を試す6種類のテストを行ってみました。

①以前紹介した色と文字が一致していたり、一致していなかったりを、色や文字で読んでいくストループテスト、②赤が出たらボタンを押し、黄色なら押してはいけない、その条件が変わるGO／NOGOテスト、③いろんな場所に置いてある○の中に数字が

順に現れ消える、これを数字の順に押していくトレールマーキングテスト、④数字の逆唱テスト、⑤文字の逆唱テスト、⑥何かを覚えて、余計なことをして、また思い出すテスト、の6種です。

その結果、ほかの研究と同様、得点のピークは20〜25歳くらいで、加齢に伴って低下し、40歳、60歳くらいで低下が加速していました。しかも、歳をとるほどに分散が大きくなる、つまり同じ年齢の人での差が大きくなっていました。**歳をとっても20歳並みの認知機能を示す人もいれば、低下が大きい人もいるのです。**

ＷＨＯ（世界保健機関）は２０１９年に認知機能低下予防についてのガイドラインを発表しています。それによれば、運動、禁煙、地中海食（健康でバランスのとれた食事）、危険で害ある飲酒への介入、認知的トレーニング、過体重・高血圧・高脂血・高血糖への介入が、認知機能低下予防に役立つ可能性を指摘しています。

この時点では、ビタミンＢ・Ｅ、多《た》価《か》不《ふ》飽《ほう》和《わ》脂《し》肪《ぼう》酸《さん》、複合サプリメントは、認知機能低下や認知症のリスクを低減するためには推奨できない、社会活動、抗うつ薬の使用、補聴器の使用は証拠不十分とされていました。

そして、以降の報告も踏まえれば、睡眠は重要です。睡眠中にアルツハイマー病の原因物質、アミロイドβが洗い流されることが知られています。日本人の睡眠時間が少ないのは有名ですから、しっかり寝ましょう。

ほかにも、難聴の場合から、積極的な補聴器使用も考慮しましょう。寿命を延ばすし、認知機能の低下予防にも役立ちうるとする報告が多くなっています。

また、歯周病が認知症や認知機能の低下にかかわることは以前から指摘されていますし、最近では虫歯菌が認知機能の低下や認知症とかかわることも指摘されています。舌の強さや柔軟性が認知症のスクリーニングテスト成績とかかわることも知られているので、口腔内の健康は大事です。

ですから、**運動や食事、睡眠、生活習慣病の予防や治療など健康管理をしつつ、頭を鍛えていくことで、認知機能の低下予防が期待できる**わけです。

できないであがくときのほうが前頭前野は活性化する

みなさんはすでに脳のメモを使うということ、ワーキングメモリーを使うということを、十分ご理解いただけたことかと思います。ここで念押しとして、脳を鍛える上での注意点をひとつ、お話ししておきます。

みなさん、なんでもいいですから適当な数字を4つ思い浮かべてください。4ケタの数字を思い浮かべてください。

お断りするまでもないと思いますが、1、2、3、4とか、7、7、7、7とか3、3、3、3とかは勘弁してください。ルールのない4ケタの数字を思い浮かべてください。携帯電話の下4ケタでもいいです。

……では、その数字を逆から言ってみましょう。

はい、正解です（笑）。

ここまで読み進めたみなさんなら、この逆唱課題は楽勝だと思いますが、これがワーキングメモリーです。ワーキングメモリーを使うということです。

みなさんは4ケタの数字を「脳にメモ」しました。

それから、逆から読みに行く作業をしました。

記憶と作業、作業と記憶、これがワーキング（作業）メモリー（記憶）です。

ちょっと頭に記憶しておいて、そこに操作を加える、あるいは記憶しておいて、違うことをしてまた思い出す、そういう作業は面倒です。

歳をとるほどワーキングメモリーの力は低下するので、余計に面倒になります。だから、そういう頭の使い方をしなければいけなくなると、やらないで済まそうとか、できるだけ人にまかせようとしてしまいがちです。

それはそれで周りの力を伸ばす素晴らしい結晶性知能の使い方ではありますが、あまりそれをすると、自分のワーキングメモリーのトレーニング機会を失っていきます。ですから、**そこでひと踏ん張りするのがトレーニングです**。

もうひとつ、先ほどのような数字の逆唱課題を行うと、4ケタできるより、5ケタできるほうがいい。6ケタできればもっといい、できればできるほどいい……そう考えがちです。

しかし、その考え方は、自分をあるいは周りをトレーニングするときには間違いにつながりがちです。

たとえば、うちの大学は工学系なので周りには数字を扱うのに長《た》けた人や、入れ子様になったプログラムをうまいこと扱える人がたくさんいます。そういう人に、数字の逆唱課題を行ってもらうと、6ケタ、7ケタ、場合によっては10ケタくらい楽勝な人もいます。

すごいですね。
すごいですが、彼らはある意味、不幸です。

なにが不幸かというと、8ケタくらい楽勝な人の頭に、前頭前野がどのくらい活性化しているかを調べる装置を付けて調べると、5ケタくらいを超えてこないと前頭前野が活性化してこない。活性化している部位を赤く表示するようにしておくと、赤くなってこないのです。

ところが、**4ケタでまああいっぱいいっぱいのみなさん？ なら、4ケタくらいで活性化する、赤くなっていくわけです。つまりはトレーニングになるわけです。**

私たちは、できるようになることを目指しがちです。それはそれで間違っているわけではありませんが、どういうときに鍛えられているかというと、**できないで頑張っているとき、できないであがいているときこそ前頭前野は活性化し、脳が鍛えられていく**のです。

余談ですが、お子さんやお孫さん、部下とか、周りの人が何かを頑張っているときも、できてしまっているときより、できないであがくときにこそ脳が鍛えられる――そういう側面があることは、しっかり押さえておいてください。

第2章

脳を鍛えるトレーニング

パズルを解いてワーキングメモリーを鍛えよう！

ここまでワーキングメモリー（作業記憶）について説明してきました。この章では**ワーキングメモリーを使うパズルで脳を鍛えます**。

繰り返しになりますが、ワーキングメモリーとは短期記憶の一種で、一時的に記憶や情報を脳に保持しながら、何らかの作業（行動する、行動をやめる、考える、判断する、など）を行う機能です。脳では主におでこのあたりの脳、前頭前野が深くかかわります。この部位の発達によって、動物をはるかにしのぐ知的活動が可能になっています。

しかし、残念ながらワーキングメモリーの働きは歳とともに低下しやすく、20歳くらいをピークに特に60歳以降で大きく低下する傾向にあります。一方で**ワーキングメモリーテストの成績はワーキングメモリートレーニングによって改善します。ですからちょっと記憶しながらあれこれするパズルで脳を鍛えよう**というわけです。

ここでお願いが3つあります。

1つめはそう問題数が多いわけではないので、ただ解いて、**できた・できないではなく、繰り返し行って、スムーズで滑らかに答えが出せるまで繰り返してください**。このとき、慣れてくると無意識に答えが出てしまいますが、そうなりそうなときも脳のメモをいちいちしっかり使ってください。あれがこうだから、こうなって、と思考の過程を脳にしっかり浮かべながら行ってください。

2つめのお願いは、**パズルでの頭の使い方を日常生活で生かしてください**。ワーキングメモリーの力が落ちてくると、脳をいちいち意識しながら使うのが面倒になります。そのときこそしっかり思考の過程を意識して日常生活をトレーニングの場にしてください。

3つめのお願いは、**わからなくていやになってきたら、「あ〜、考えるの楽しいなあ〜」と言ってください**。また、問題を解き終えたら「頭を使うのは面白いなあ」と言ってください。前頭前野の働きを支えるのはやる気です。あとで説明しますが線条体《せんじょうたい》の活動です。

パズルを解く行動、考えること、ワーキングメモリーを使うことと快感を結び付けるようにしていくことで、ワーキングメモリーの力は伸びやすくなります。そのコツが「楽しい」「面白い」と言ってしまうこと。しっかり暗示をかけましょう。いずれ事実になります。

POINT!


ワーキングメモリーを鍛える王道は2つあります。

難易度を上げていって、前頭前野の活性化が保たれる状態でトレーニングすること。

もうひとつはスムーズにできるまで繰り返すこと。

スムーズにできる頃には前頭前野は鎮静化してきますが、この方法でもワーキングメモリーの力は伸びることが報告されています。


この本では問題の数がかぎられているので、後者の方法 —— 繰り返し行って、スムーズにできるようにする方法で脳を鍛えてください。

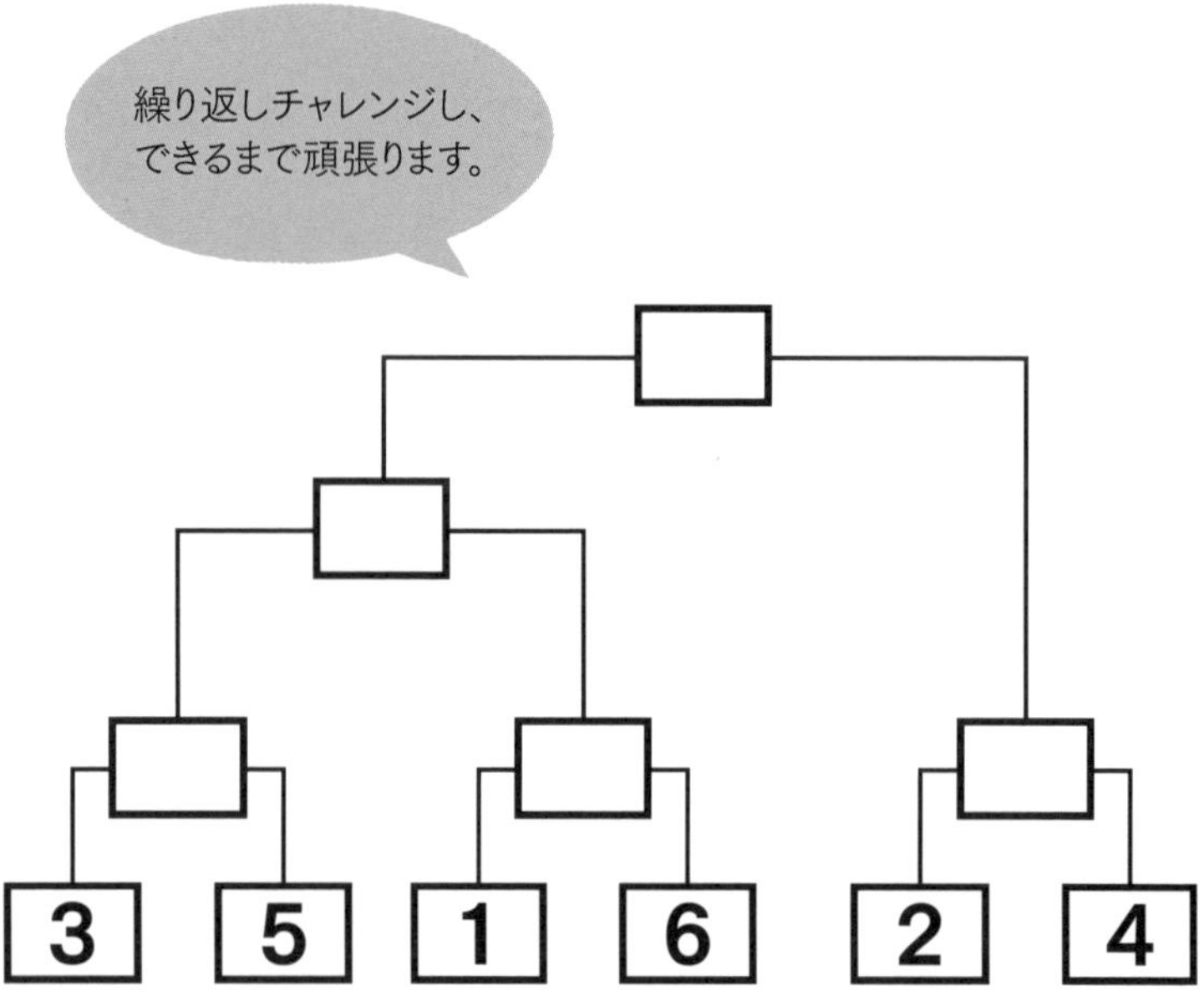
繰り返しチャレンジし、
できるまで頑張ります。
3
5
1
6
2
4

1 ピラミッド計算

メモを使わずチャレンジしてください。
脳のメモを鍛える問題です。

下と右下のピラミッドに書かれた数字を、頭の中で足していってください。簡単に答えを出す方法も考えてみましょう。

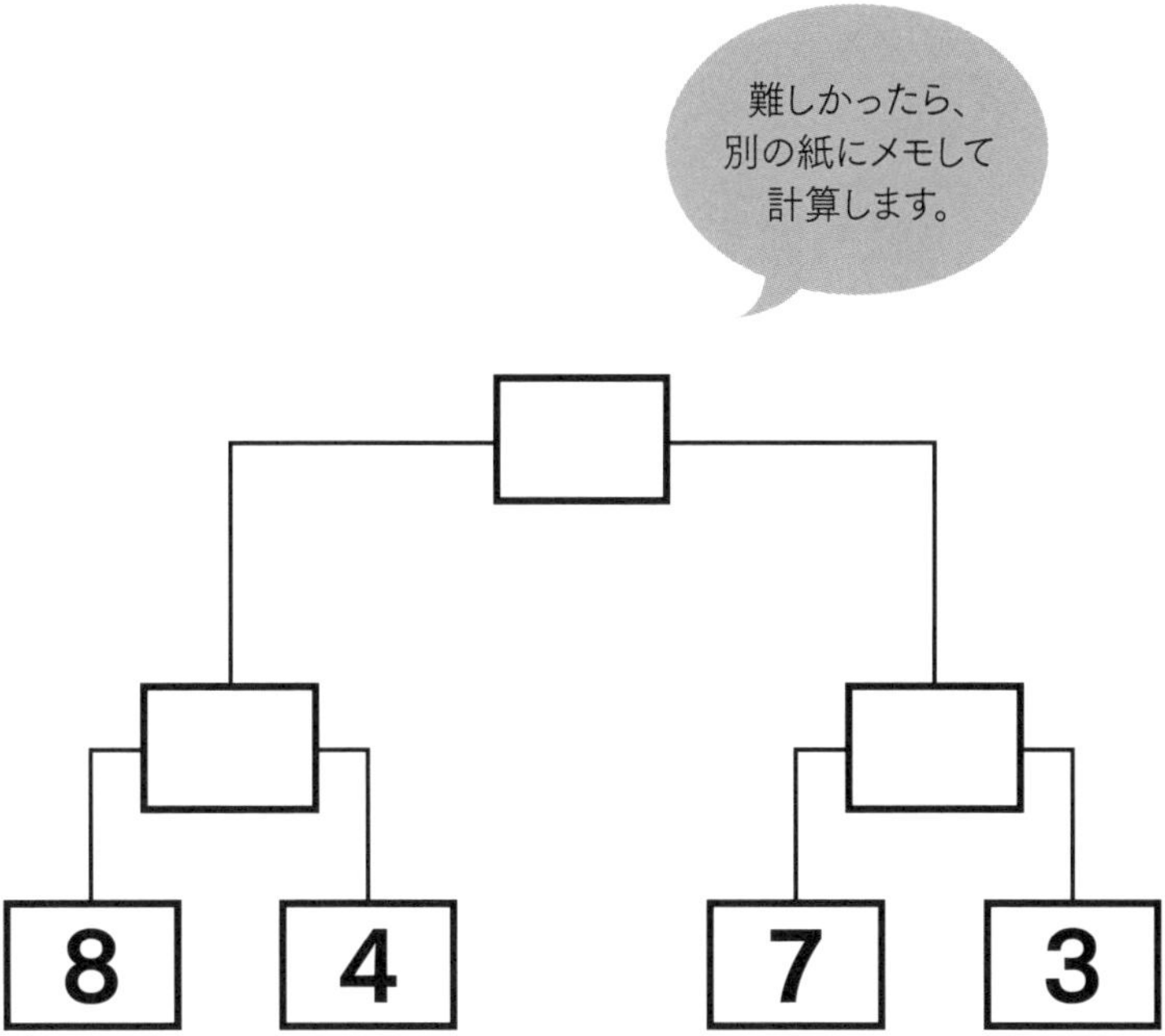
難しかったら、
別の紙にメモして
計算します。
8
4
7
3

今度は言葉です。50音表で一個前にずらしましょう。

うね ➡　　**ひしむ ➡**

けせる ➡　　**けれみ ➡**

リズカ ➡　　**はえなろ ➡**

こあさえ ➡　　**せみうれ ➡**

ぬあずあ ➡　　**かかぜやえ ➡**

ひゆいれく（や行はやゆよ、とします）➡

POINT!

言葉を使ったワーキングメモリートレーニングでは、ワーキングメモリーに強くかかわる前頭前野のほか、言葉を聞く中枢（ウェルニッケ野）、言葉を話す中枢（ブローカ野）、それをつなぐ弓状束（きゅうじょうそく）が刺激され、語の流暢性（言葉をスムーズで滑らかに使う力）を鍛えるのに役立ちます。

1 40・41ページの解答

問題の数字は一例です。自由に数字を変えながら、繰り返しチャレンジしてみましょう！

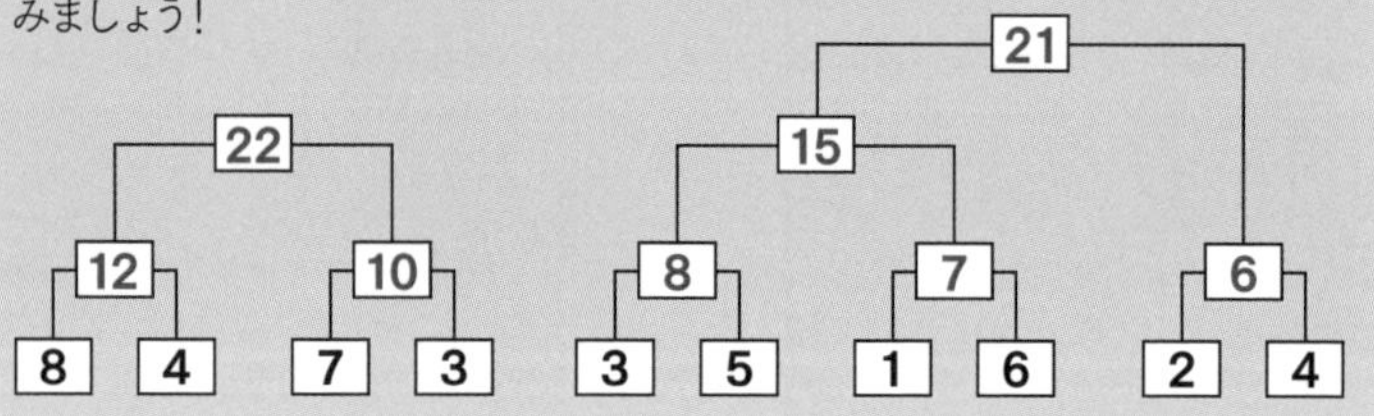

2 50音 1個ずらし

これから言う言葉を、50音表で一個前にずらしてください。

き➡か　う➡い　では、**た**、は？ **➡そ**

一番上は、その前の一番後ろに移ります

50音表を示しておきますが、答え合わせ用です。
使わずにチャレンジしてください！

わ	ら	や	ま	は	な	た	さ	か	あ
い	り	い	み	ひ	に	ち	し	き	い
う	る	ゆ	む	ふ	ぬ	つ	す	く	う
え	れ	え	め	へ	ね	て	せ	け	え
を	ろ	よ	も	ほ	の	と	そ	こ	お
ん									

次から、ノーヒントでどうぞ。

ミニなのに重めだ

みになのにおもめだ、です。
並べ替えて、隠れたことわざを見つけてください。
1文字余ってOKです。

目安箱

めやすばこ。1文字つけ足してことわざにしましょう。

2 42ページの解答

うね	→	いぬ	ひしむ	→	はさみ
けせる	→	くすり	けれみ	→	くるま
リズカ	→	ラジオ	はえなろ	→	のうとれ
こあさえ	→	けんこう	せみうれ	→	すまいる
ぬあずあ	→	にんじん	かかぜやえ	→	おおずもう

ひゆいれく（や行はやゆよ、とします） → はやあるき

❸ 隠れた ことわざ探し

もう一問、言葉を使ったワーキングメモリートレーニングは、ことわざ探しです。これから言う文に隠れていることわざを探してください。

では第1問

花だよリンゴ

頭の中で文字を並べ替えてことわざを探してください

ヒント
最初は、は、
次は、な、
次は、よ、
次は、り、です。

ちょっと簡単でしたか？

ではもう一問

画家はこすい

並べ替えて、隠れたことわざを見つけてください。

がかはこすい、です。
最初は、こ、
次は、は、
次は、か ……

−	26	15	12	24	17	11	18	28	13	21
6										
2										
7										
3										
10										
4										
9										
1										
8										
5										

POINT!

「できるだけ早く」とか、「心を込めて」などの指示の下で脳トレを行うと、余計に前頭前野が活性化します。そしてスムーズにできるまで繰り返しましょう。

3 44・45ページの解答

花だよリンゴ
➡ **花より団子**

ミニなのに重めだ
➡ **鬼の目に涙**

画家はこすい
➡ **子はかすがい**

目安箱
➡ **住めば都**（「み」を足します）

4 100マス引き算

ヨコ列の数字からタテ列の数字を引いて書き込みましょう

−	18	12	23	14	27	16	13	26	22	15
3										
4										
9										
1										
6										
5										
2										
10										
8										
7										

まず、最初の表ではできるだけ早く答えを書き込み、検算しましょう。

次の表では筆記具は使わず、頭の中で計算していきましょう。
できるだけ早く行うようにします。

POINT!

頭の中で、ああしてみたり、こうしてみたりすることで、脳のメモ帳＝ワーキングメモリーが鍛えられます。

4 46・47ページの解答

最初は書き込み、次は暗算で！スピードが勝負です。
最初の数字は自由に書き換えながら、何度もトライしてみましょう。

−	18	12	23	14	27	16	13	26	22	15
3	15	9	20	11	24	13	10	23	19	12
4	14	8	19	10	23	12	9	22	18	11
9	9	3	14	5	18	7	4	17	13	6
1	17	11	22	13	26	15	12	25	21	14
6	12	6	17	8	21	10	7	20	16	9
5	13	7	18	9	22	11	8	21	17	10
2	16	10	21	12	25	14	11	24	20	13
10	8	2	13	4	17	6	3	16	12	5
8	10	4	15	6	19	8	5	18	14	7
7	11	5	16	7	20	9	6	19	15	8

−	26	15	12	24	17	11	18	28	13	21
6	20	9	6	18	11	5	12	22	7	15
2	24	13	10	22	15	9	16	26	11	19
7	19	8	5	17	10	4	11	21	6	14
3	23	12	9	21	14	8	15	25	10	18
10	16	5	2	14	7	1	8	18	3	11
4	22	11	8	20	13	7	14	24	9	17
9	17	6	3	15	8	2	9	19	4	12
1	25	14	11	23	16	10	17	27	12	20
8	18	7	4	16	9	3	10	20	5	13
5	21	10	7	19	12	6	13	23	8	16

5 1から4の数字でうめよう

1〜4までの数字を使います。

タテ、ヨコの□の中を、同じ数字を使わずにうめてください。1〜4の数字を1つずつ使ってうめるということです。

2		1	
	3		4

ヒント
まず数字が
決まってしまう
場所を探します

1		2	
	4		3

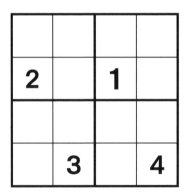

下の表には「和菓子」が隠れています。探してみましょう。
こちらも全部で7つです。

ん	か	う	よ	ふ
た	も	す	く	が
す	ご	ち	ふ	し
あ	あ	ん	い	さ
め	だ	ま	だ	ば

POINT!

歳をとると、語の流暢性（ことばが滑らかに使えること）が衰えます。
言語野を刺激して言葉の力を鍛えましょう。

5 49ページの解答（一例）　正解はいくつかあります。
自分なりの答えにたどり着きましょう。

4	1	3	2
2	4	**1**	3
3	2	4	1
1	**3**	2	**4**

1	3	**2**	4
3	1	4	2
4	2	3	1
2	**4**	1	**3**

6 昔の何かが隠れています

下の表の中に、懐かしい「昔のあそび」が隠れています。
探してみましょう。できるだけ早く見つけてください。

ヒント
タテ、ヨコ、斜め、逆からも読みます。
全部で7つのあそびが隠れています。

あ	た	こ	あ	げ
や	か	こ	ん	め
と	ま	る	に	り
り	ん	こ	た	ま
い	し	け	り	て

③下の4つの絵を覚えてください。（時間：1分）

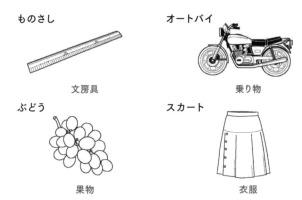

ものさし

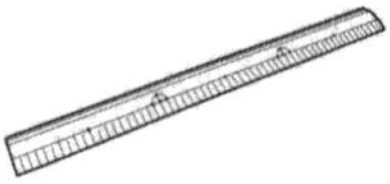

文房具

オートバイ

乗り物

ぶどう

果物

スカート

衣服

④下の4つの絵を覚えてください。（時間：1分）

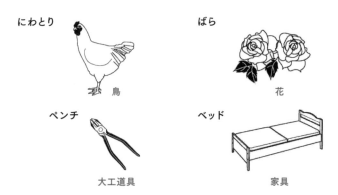

にわとり

鳥

ばら

花

ペンチ

大工道具

ベッド

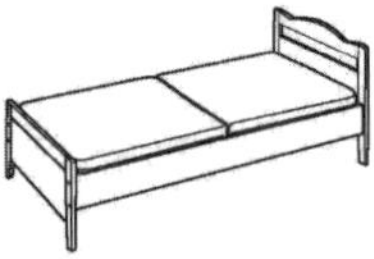

家具

6 50・51ページの解答

あなたはいくつ見つけられましたか？

（昔のあそび）
あやとり　たこあげ　めんこ　かるた　てまり　いしけり　こま

（和菓子）
ようかん　ふがし　だんご　もち　だいふく　あめ　すあま

7 高齢者向け 運転免許更新 認知機能検査にトライしてみよう

最後に、75歳以上の高齢者が運転免許更新時に行う認知機能テストの一部にチャレンジしてみてください。

①下の4つの絵を覚えてください。（時間：1分）

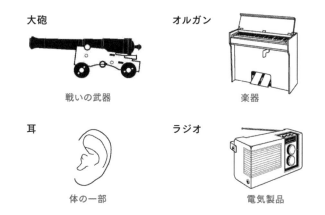

大砲

戦いの武器

オルガン

楽器

耳

体の一部

ラジオ

電気製品

②下の4つの絵を覚えてください。（時間：1分）

てんとうむし

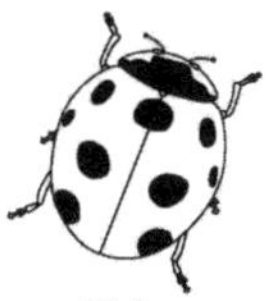

昆虫

ライオン

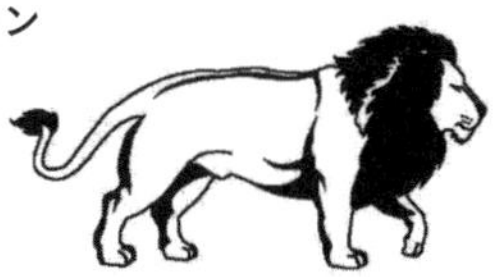

動物

たけのこ

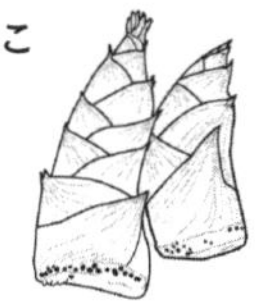

野菜

フライパン

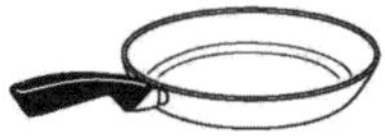

台所用品

出典：警察庁ウェブサイト（https://www.npa.go.jp/policies/application/license_renewal/ninchi.html）「認知機能検査について」（警察庁） kensayoshi_r03.pdf（npa.go.jp）を加工して作成

⑧今度は、それぞれヒントを入れます。それを手がかりに、もう一度、何が描かれていたのかを思い出しながら、できるだけ全部書いてください。

1. 戦いの武器 ＿＿＿＿＿＿＿＿
2. 楽器 ＿＿＿＿＿＿＿＿
3. 体の一部 ＿＿＿＿＿＿＿＿
4. 電気製品 ＿＿＿＿＿＿＿＿
5. 昆虫 ＿＿＿＿＿＿＿＿
6. 動物 ＿＿＿＿＿＿＿＿
7. 野菜 ＿＿＿＿＿＿＿＿
8. 台所用品 ＿＿＿＿＿＿＿＿
9. 文房具 ＿＿＿＿＿＿＿＿
10. 乗り物 ＿＿＿＿＿＿＿＿
11. 果物 ＿＿＿＿＿＿＿＿
12. 衣服 ＿＿＿＿＿＿＿＿
13. 鳥 ＿＿＿＿＿＿＿＿
14. 花 ＿＿＿＿＿＿＿＿
15. 大工道具 ＿＿＿＿＿＿＿＿
16. 家具 ＿＿＿＿＿＿＿＿

かなり難しい問題です。しかし、これが「認知機能検査」で実際に行われているテストで、ぜひ参考にしてみてほしいと思います。
ワーキングメモリーを鍛えることで、何かを覚えて、余計なことをしても記憶が干渉されない力が鍛えられます。この問題も繰り返してスムーズにできるようにしておきましょう。

ついでにお話ししておくと、この「認知機能検査」の問題は４パターンあります。**警察庁ホームページ⇒「認知機能検査について」**で調べられますから、まずいな……と思われた方はトレーニングしておいて損はないでしょう。そのときの学習法は第３章をご覧ください。

⑤下の表の「2と5」に斜線を引いてください。（時間：30秒）
⑥次は、下の表の「1と6と8」に斜線を引いてください。
（時間：30秒）

→

9	3	2	7	5	4	2	4	1	3
3	4	5	2	1	2	7	2	4	6
6	5	2	7	9	6	1	3	4	2
4	6	1	4	3	8	2	6	9	3
2	5	4	5	1	3	7	9	6	8
2	6	5	9	6	8	4	7	1	3
4	1	8	2	4	6	7	1	3	9
9	4	1	6	2	3	2	7	9	5
1	3	7	8	5	6	2	9	8	4
2	5	6	9	1	3	7	4	5	8

⑦前ページで何枚かの絵をお見せしました。何が描かれていたのかを思い出して、できるだけ全部書いてください。

1. ＿＿＿＿＿＿＿＿
2. ＿＿＿＿＿＿＿＿
3. ＿＿＿＿＿＿＿＿
4. ＿＿＿＿＿＿＿＿
5. ＿＿＿＿＿＿＿＿
6. ＿＿＿＿＿＿＿＿
7. ＿＿＿＿＿＿＿＿
8. ＿＿＿＿＿＿＿＿
9. ＿＿＿＿＿＿＿＿
10. ＿＿＿＿＿＿＿＿
11. ＿＿＿＿＿＿＿＿
12. ＿＿＿＿＿＿＿＿
13. ＿＿＿＿＿＿＿＿
14. ＿＿＿＿＿＿＿＿
15. ＿＿＿＿＿＿＿＿
16. ＿＿＿＿＿＿＿＿

体を使ってもワーキングメモリートレーニングはできます

頭を使いながら体を動かし、ワーキングメモリーを鍛えましょう。日々の習慣にしていくといいですよ。

◆ グーパー体操

①一方の手を「パー」にしながら前に突き出し、もう一方の手を「グー」にして胸元に近づけます。立ったままでも、座っていてもOKです。

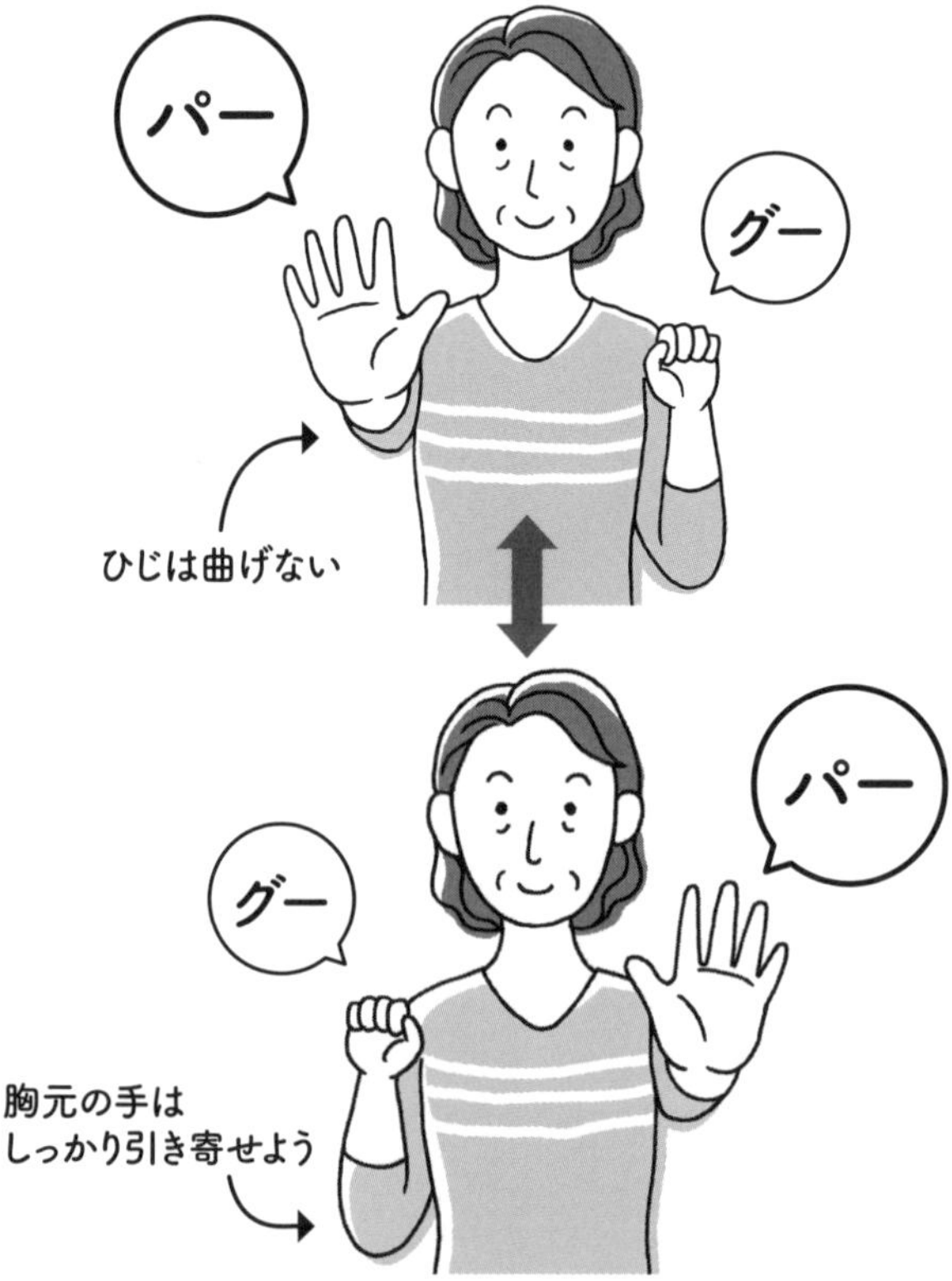

②「パー」の手を胸元に近づけて「グー」に、「グー」の手を突き出して「パー」にします。1～2をテンポよくしばらく繰り返します。

◆スリスリトントン

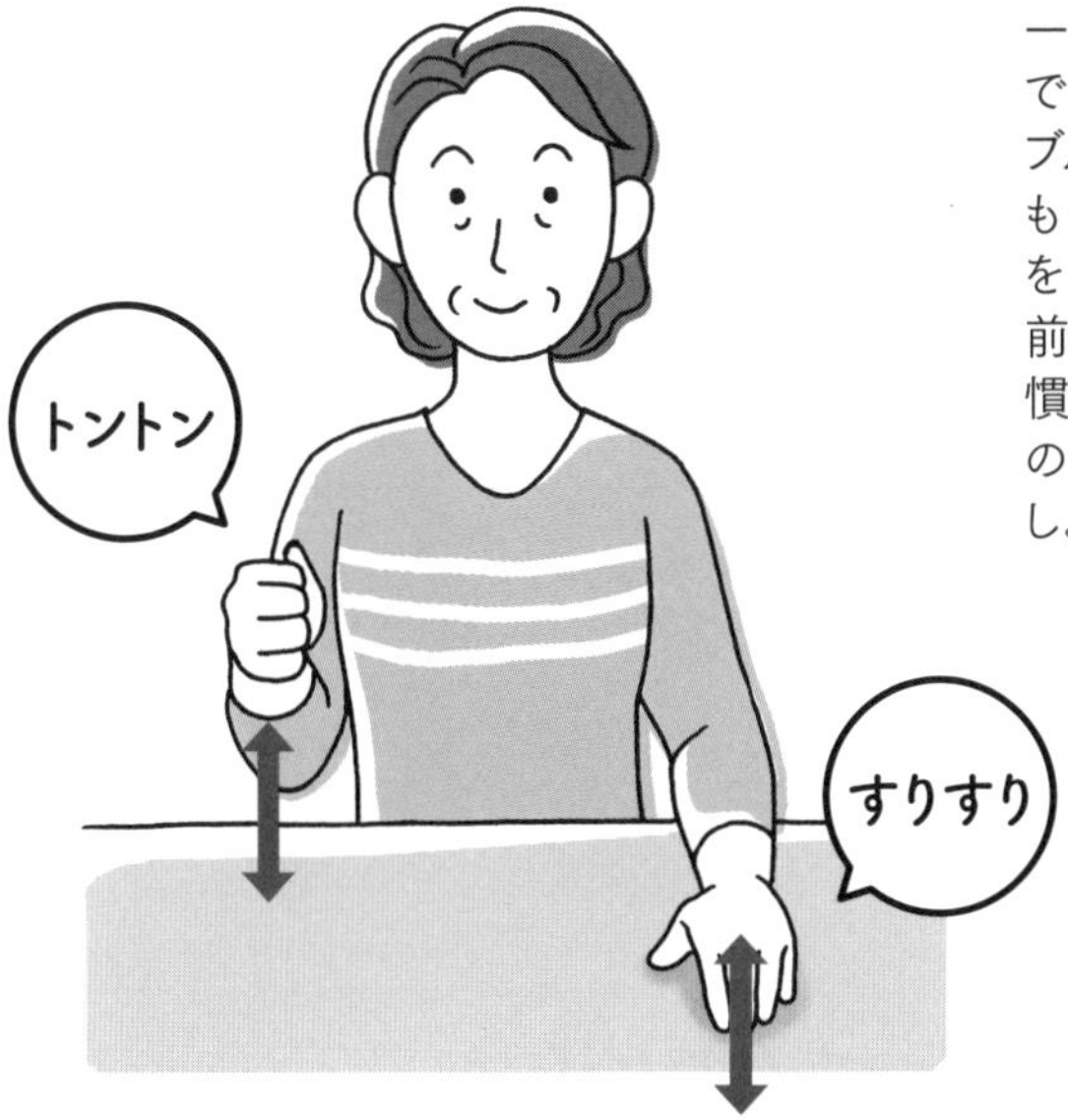

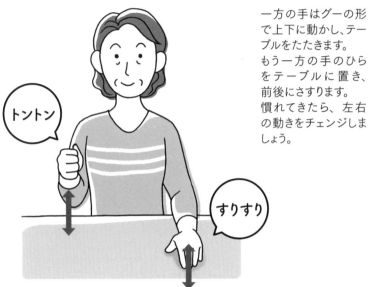

一方の手はグーの形で上下に動かし、テーブルをたたきます。
もう一方の手のひらをテーブルに置き、前後にさすります。
慣れてきたら、左右の動きをチェンジしましょう。

◆棒と三角

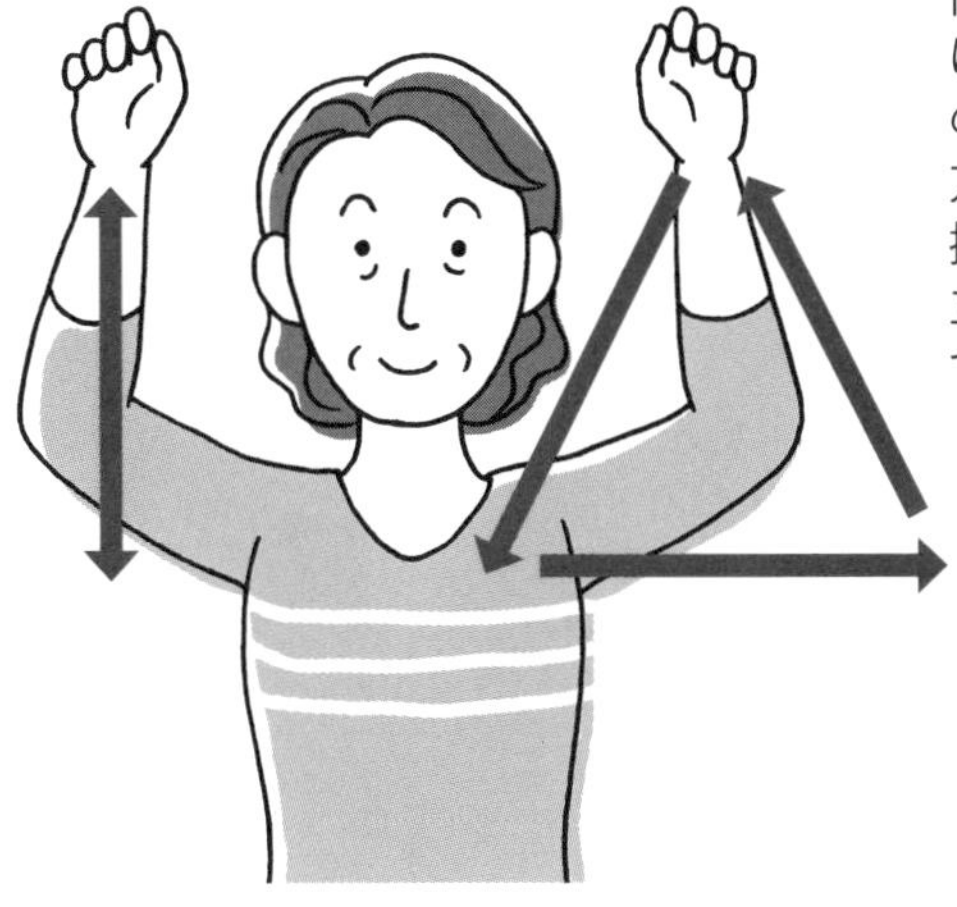

両手を頭の高さに上げ、一方の手で1本の「棒」を、もう一方の手で「三角」を描くように動かします。
立ったままでも、座っていても OK です。

◆後出しジャンケン

①グー・チョキ・パーを相手の直後に出して、わざと負けてみてください。
②1人でもできます。右手でグー出せば、左手はチョキと、左手で負ける後出しジャンケンをしていきます。

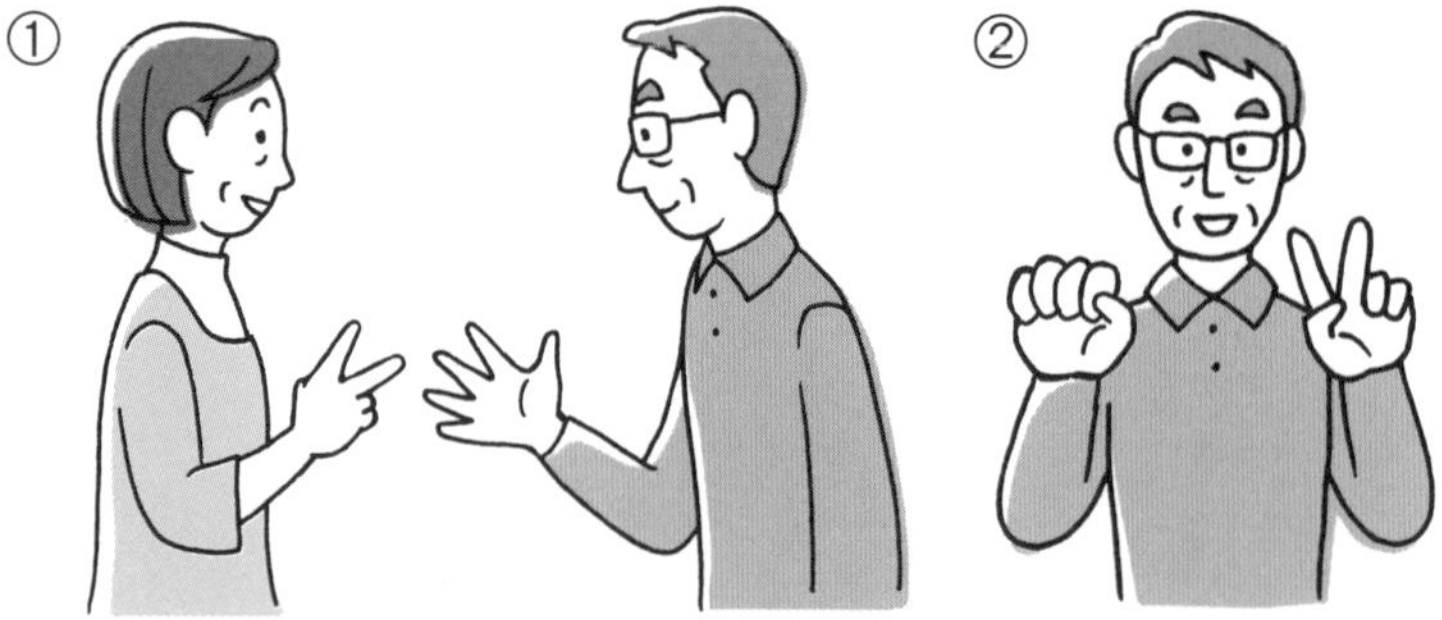

◆鼻耳チェンジ&つまんでパチン

①最初に右手で鼻をつまみ、左手で右の耳をつまみます。 素早く左右の手を入れ替え、左手で鼻をつまみ、右手で左の耳をつまみます。それを交互に繰り返していきます。
②さらに体の後ろに両手を回して「パチン!」とたたく動作を間にはさんでみましょう。

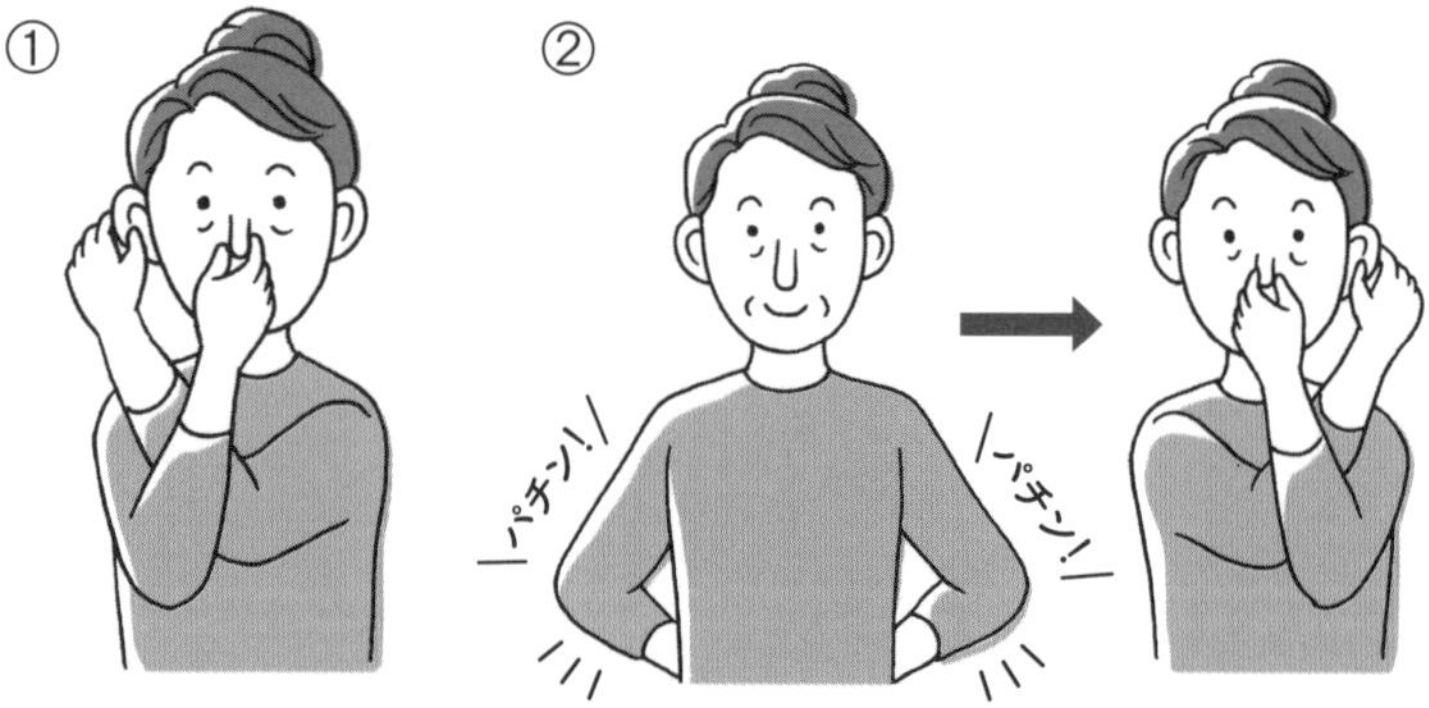

第3章

「思い出せない」「歳のせいだ」問題とは？

「名前が思い出せない」は記憶の低下問題なのか？

人の名前が出てこない、
俳優さんの名前が出てこない、
出ていた場面や共演者の説明ばかりになる、
知っているはずの言葉が出てこない、
ああ、歳のせいだ。

これ、ほんとうに年齢による記憶力の低下だけが原因なのでしょうか？

ここで質問です。

みなさんは受験勉強のときなど、教科書を見たくらいで、歴史上の人物だの出来事だの年号だの、すぐ覚えられたのでしょうか。

化学記号はどうですか。

言うまでもなく、覚える努力をしたはずです。カードをつくったり、繰り返し言ってみたり、それでもなかなか満点とはいかなかったと思います。そして定期試験から半年もすればキレイさっぱり忘れてしまい、受験勉強時には再学習……。それが当たり前だったと思います。

記憶というのはたくさんの神経細胞のつながり、ネットワークです。これを記憶エングラム（記《き》憶《おく》痕《こん》跡《せき》）といいます。**記憶をするということは、この記憶エングラムをつくることです**。

ネズミの実験では、まず海馬《かいば》と前頭前野に記憶エングラムができます。前頭前野の記憶エングラムは海馬の記憶エングラムから信号を受け取ることで成熟していきます。

逆に海馬の神経エングラムは、時間とともに活動を休止していきます。従来、記憶はまず海馬にでき、それが大脳新皮質《だいのうしんひしつ》に転送されると考えられていましたが、最初から海馬にも大脳新皮質にも記憶エングラムができ、徐々に前頭前皮質《ぜんとうぜんひしつ》のみに切り替わっていくわけです。

これは推測になりますが、この前頭前野にできる記憶エングラムは知っている感じ（センスオブノウイング）にかかわり、長期記憶にかかわるエングラムは大脳新皮質の別部位にできているんじゃないかと思います。

前頭前野のエングラムは、いわばインデックスです。歳をとって、「それ、知っているのに出てこない……」というのは、知ってる感じはあるが、具体的記憶エングラムにアクセスできない状態です。ですからその回復には再学習が必要。記憶力というより、ちゃんと再学習することが必要なのです。

いずれにしても、神経のつながりは強い信号、同時に入力される信号、繰り返される信号によって強化されていくので、**繰り返し学習したり、学習する内容に強く感銘を受けたり、なるほどと思ったり、使ってみてうまくいったり、今まで学習したこととのつながりが見えたりしなければ強化されません。**

加えて、関連した知識が豊富な場合（よく学習している場合）、新たな知識もほかの知識ネットワーク（記憶エングラム）と結びつきやすく、そのネットワークは強固になっていきます。

どんなに強いつながりができても、ほかの神経ネットワークから干渉されたり、時の経過でそのつながりが弱まったりします。**かつて覚えた名前も言葉も、しばらく引き出さないでいると記憶エングラムがいわば風化していきます。**

ですから、昔はスラスラ言えた名前が出てこないといっても、それは加齢に伴う記憶力低下問題なのか、単に学習、復習不足なのか、区別しきれないのです。

そして、学習不足部分はいくらでも対処可能です。そのモデルは受験勉強にあります。そして、その分野の学習をすればするほど、その分野の記憶力は増していくのです。

繰り返さなければ忘れるのが当たり前

◆エビングハウスの忘却曲線

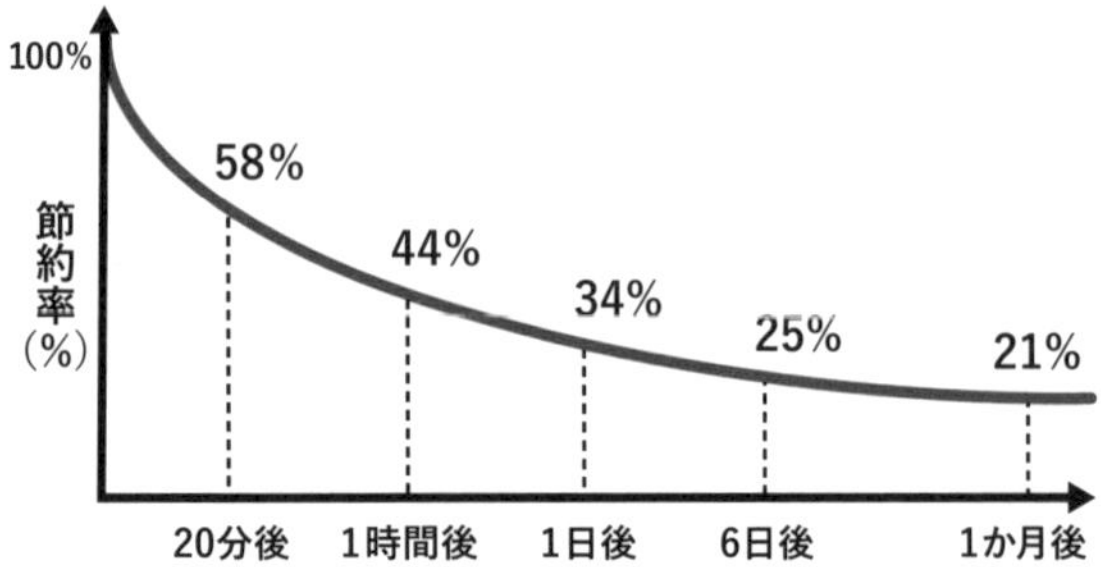

上の図は、有名なエビングハウスの忘却曲線《ぼうきゃくきょくせん》(※)です。

よく勘違いされますが、これは「何かを覚えても、どれだけ忘れていってしまうか」を示したグラフではありません。

まず覚えているのは無意味単語なので、普通の学習よりは忘れやすいものになります。

また%は、一定時間たった後、どれだけ忘れるかではなく、また覚えるのにどれだけ時間や回数が節約されるかを示しています。

20分たつともう一度、完全に覚えるのに時間や回数が58%節約できる。1時間たつと44%、一日で34%、

※ドイツの心理学者であるヘルマン・エビングハウスが、時間経過に伴う記憶の変化やメカニズムについて研究したもの

6日後で25％、1か月だと21％しか節約できない……。

それが当たり前なのです。

ですから、「一度覚えたんだから、覚えているはず」「どうして覚えられないんだろう、これは歳のせい？」「以前は覚えていたのに、出てこなくなったのは歳のせい？」などと思うのは、おかしな話です。

誰だって、何歳だって、繰り返さないと忘れていくのです。

たとえば、漢字なんていまどき書かないですから、読めても書けなくなっていくのは当たり前、書き順なんてぐちゃぐちゃになって当たり前です。

ワーキングメモリーの3つのバッファとは？

私は、中高年向けの脳トレ本の監修を数多く行っていますが、中学生や高校生の受験雑誌から記事を依頼されたり、監修を依頼されることもあります。

若い人向きの場合の大きなテーマのひとつは、「どうすれば効率よく覚えられるか」です。

パッと見で覚えてしまえるような奇跡の記憶術があればうれしいのですが、もちろんありません。「場所法」などよくある記憶法が効果的になるには、一定の訓練が必要です。

ですから、「どうすれば効率よく覚えられるか」というテーマでは、ワーキングメモリーの性質から考えられる覚え方の提案と、どういうタイミングで復習するのがいいか？　どのタイミングでワーキングメモリーを使うのが覚えやすいか？　について説明していきます。

この話は、そのまま、みなさんが**これから何かにチャレンジし、何かを覚えていく、身に付けていくときの方法にもなります**。あれこれ忘れたときに、どう学習しておいたら、その記憶をもう一度定着させられるのか……という話にも通じます。

まずは、ワーキングメモリーのバッファ（記憶領域）の話から。

これまでお話ししてきたように、ワーキングメモリーは作業記憶、ちょっと脳にメモをしてあれこれ考えたり、作業したり、何かを覚えてから、別のことをし、また思い出して作業を続けたり、そういう短期記憶の一種です。

脳では、人になってから巨大化した前頭前野というおでこのあたりの脳が、このワーキングメモリーに深くかかわります。

頭を使うワーキングメモリー課題でも、体を使うワーキングメモリー課題でも、その課題中、前頭前野が活性化するのが確認できます。

逆に、その課題に手慣れてくると前頭前野は鎮静化していきます。前頭前野は会社でいえば社長とか役員。うまく会社が回っているときはしゃしゃり出る必要はありません。しかし、危機的状況では出張ってきて頑張ったり、会社システムの再調整をあれこれ試みなければいけません。だから、前頭前野はできそうでできない課題のときに活性度が強く、うまくできるようになると顔を出さなくなっていくのです。

このワーキングメモリー……考え方としては、アラン・バドリーという人たちが提案しました。

ワーキングメモリーは中央実行系と記憶領域（バッファ）からなります。記憶系と実行系を併せもつからワーキングメモリーです。まあ、みなさんなら、もう実感として理解できることだと思います。

さて、バドリーらは、ワーキングメモリーのバッファとして初期に2つ、後にもう1つ提案しています。

最初の2つは、**音韻《おんいん》メモリーと視空間《しくうかん》スケッチパッド**です。

やや小難しい言い方ですが、要は「耳による記憶」と、「目による記憶」です。

「音韻メモリー」「音韻メモリー」「音韻メモリー」「音韻メモリー」……と繰り返し音読して記憶しておく方法が、「音韻メモリー」。目に焼き付けるように画像的に覚えるのが、「視空間スケッチパッド」です。

ですから、**何かを覚えたいなら、音韻メモリーも視空間スケッチパッドも併用したほうが覚えやすくなります。**音の繰り返しで覚えるとともに、目にも焼き付けるように覚

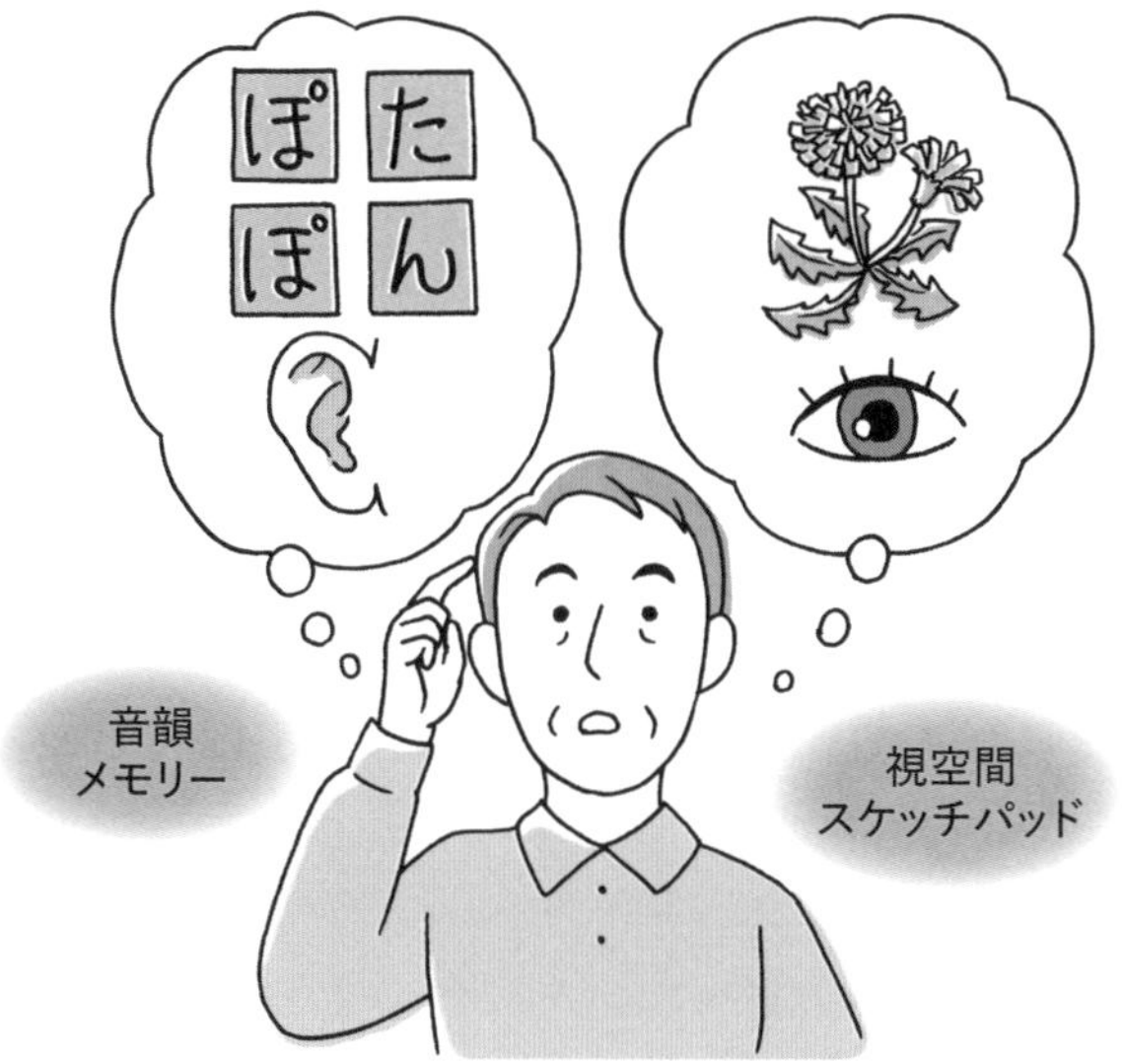

えるのです。

「視空間スケッチパッド」で覚えるなら、音で繰り返しつつ、目にこの文字を焼き付けるのです。パワーポインタの映像を目に残しながら、話者の話を耳に残すのがいい記憶法です。

さて、バドリーらは、2000年以降、「エピソードバッファ」というバッファも提案しています。

パワーポインタ＋音声は覚えやすいですが、静止画です。これが動画化すると、時系列をもつエピソードとなり、余計に覚えやすくなります。**記憶に強くかかわる海馬は、五感の情報をまとめ上げるとともに時系列情報を加えていきます。これがエピソード。エピソード型のほうが覚えやすい**のです。

バドリーらが提案した頃にはまだユーチューブなんてないですが、ユーチューブのような表現が覚えやすいわけです。

今の子どもたちは学習アプリを多用しています。ユーチューブ型のもの、即時応答のあるアプリ……みなさんも何かを学習するなら、こういうツールを使うのが学習の効率化を促します。

あらためて言いますが、学校教育は認知機能を高めます。世界全体で認知症を減らすには学校を立てるのが一番、といった指摘もありました。

余談ついでに言うと、認知症は増えていますが、時代ごとの同じ年齢層での比較では認知症の出現率は減っており、学校教育の普及がその要因だとする報告もあります。

学習は、優れた脳トレなのです。仕事に役立つ学習でも、趣味の学習でも、脳トレでも、なんでもいいのでしっかり学習してください。その際、記憶の定着に役立つのが、復習のタイミングです。

復習のタイミング——ワーキングメモリーの使いどき

人は忘れる動物。記憶は消えていくもの。一方で、**繰り返し学習すると記憶は定着していきます**。消えかけた記憶も復習によって、記憶エングラムが改めて強化されていきます。

まず大事なのは、学習の直後です。

ワシントン大学のヘンリー・ローディガー心理学教授らは、250語程度の単語からなる外国語の文章を暗記する課題を、被験者に与えました。

そして、グループを2つに分けます。7分学習したら、また7分学習する「学習」「学習」グループと、7分の学習の後、テストをする「学習」「テスト」グループです。

5分後にチェックテスト。すると、当たり前といえば当たり前ですが、たくさん勉強した「学習」「学習」グループのほうが成績がよかった、という結果が得られました。

この実験では、81%と75%でした。

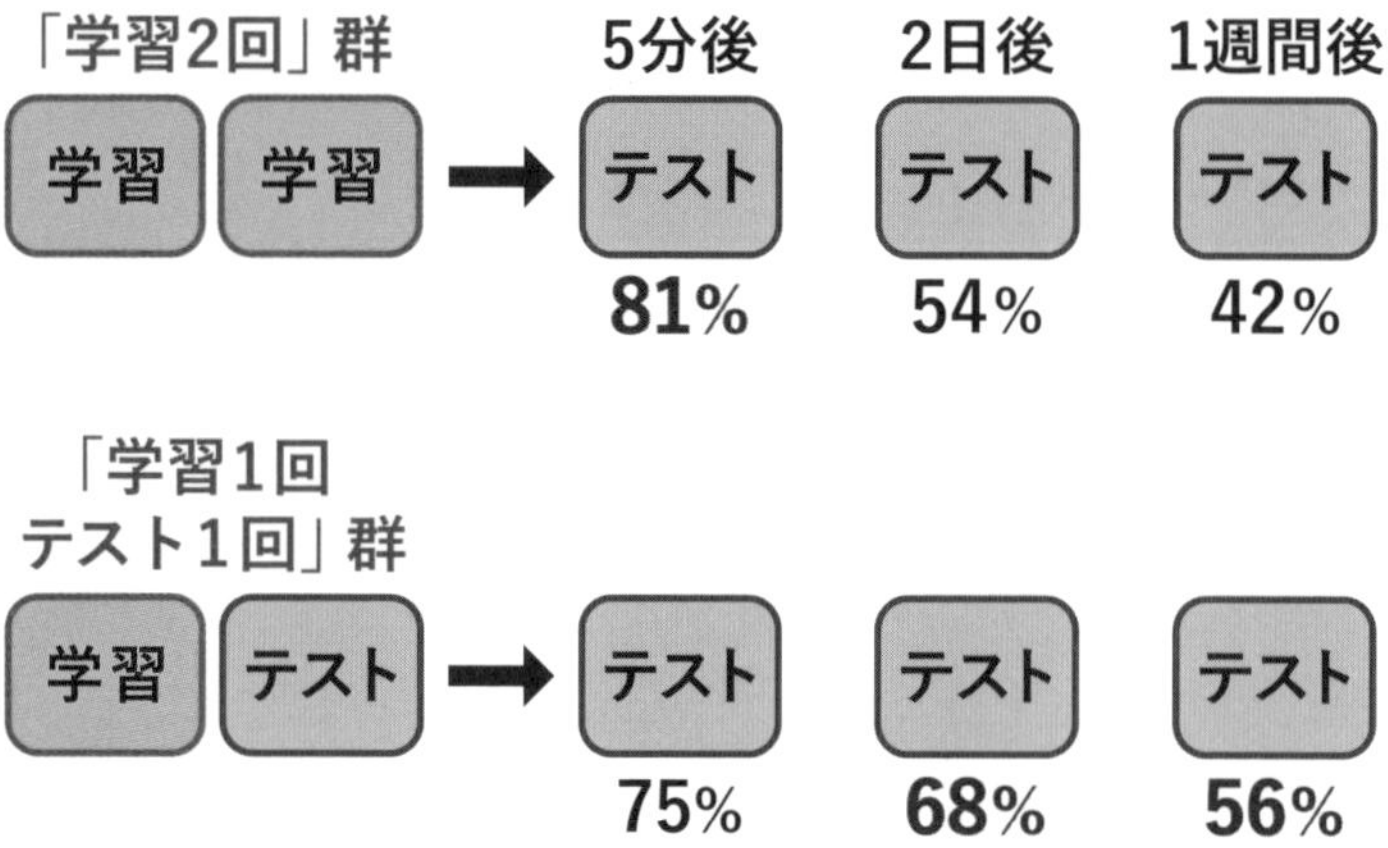

しかし、驚くべきはその後です。２日後のテスト結果は（この人たちは５分後のテストは行っていません）、「学習」「テスト」グループが逆転し、54％対68％でした。この差は１週間後も続き、42％対56％と、直後にテストをしたグループのほうが後々の成績がよくなりました。

教えてもらってわかったら、ハイおしまい。学習したら、ハイおしまい！　ではもったいない。その場で目でもつぶって、内容を思い出しておくと、後々がずいぶん楽になるのです。記憶が定着しやすくなるのです。

思い出せない人の名前を調べたら、目でも

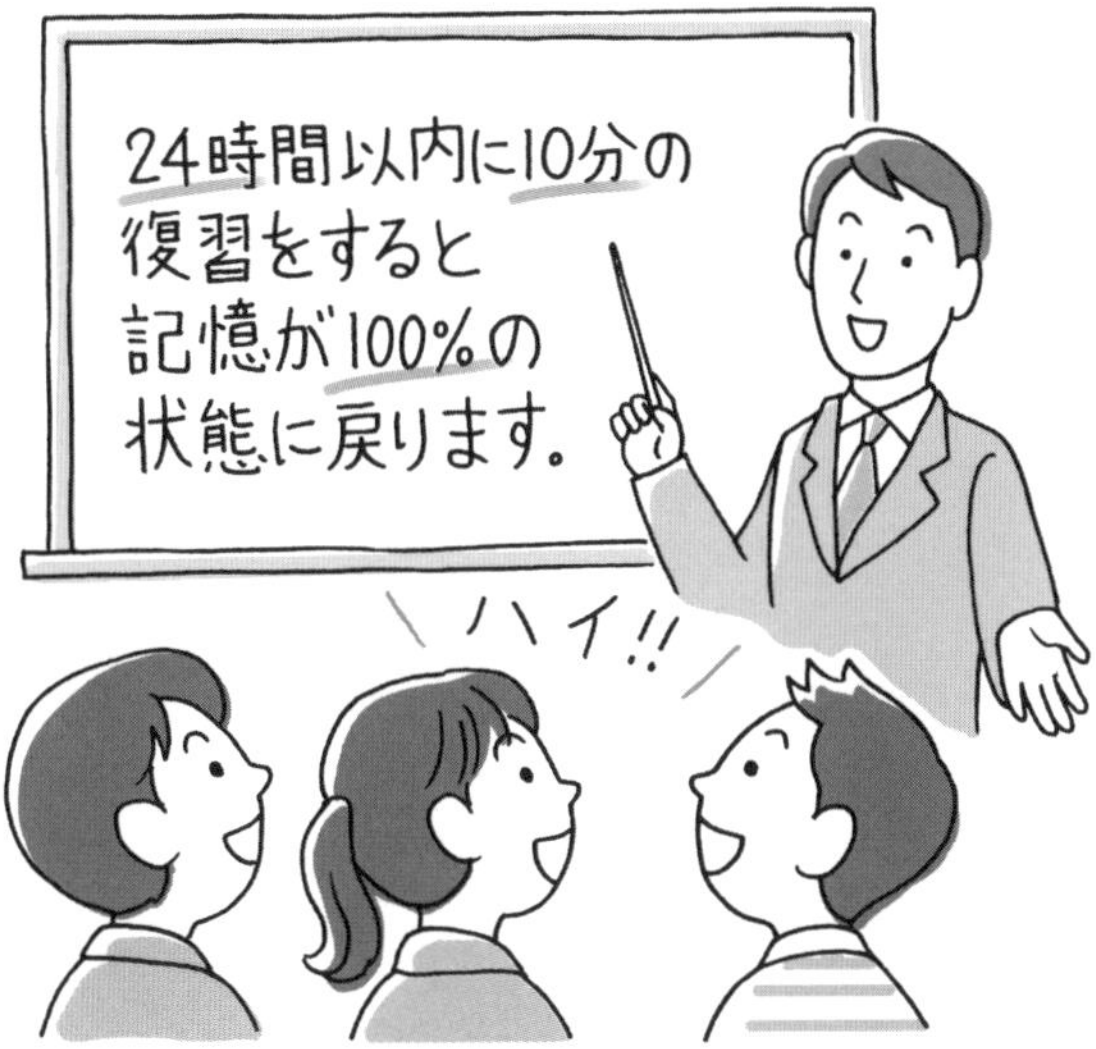

つぶって復習する。これが大事です。思い出す苦労をするくらいなら、調べて覚えることに注力したほうがよいのです。

こんな報告もあります。

1時間の講義で、講義内容を復習しない場合、30日後にはほとんどの知識を忘れます。

講義から24時間以内に10分の復習をすると、記憶が100%（講義直後の状態）に戻ります。講義から1週間後に2回目の復習をすると、5分で記憶を取り戻せます。講義から1か月後に3回目の復習をすると、2~4分で記憶を取り戻せます。

DWM法などといって、Day、1日後、Week、1週間後、Month、1か月後と復習していく方法が提唱されていますが、徐々に復習の間隔を長くしていくと記憶の長期保持が容易になります。

何かを覚えるときにゴールがある場合があります。期末テストまでに覚えるとか、1か月後に社員に意識を共有させたいとか。しかも、忙しくて復習や再教育は一度しかできないことも多々あります。

そんなとき、いつ復習するのが効率的なのでしょうか？

カリフォルニア大学のパシュラー教授らは、外国語の単語の意味を覚える課題で、復習－テストの期間（間隔2）を固定し、学習－復習の期間（間隔1）をあれこれ操作する実験を行っています。

その結果は、ちょっとややこしいですが、**「学習から復習までの間隔」÷「復習から本番までの間隔」＝0.1〜0.3、でもっとも正答率が上がりました。**

◆外国語の単語の意味を覚える課題についての実験

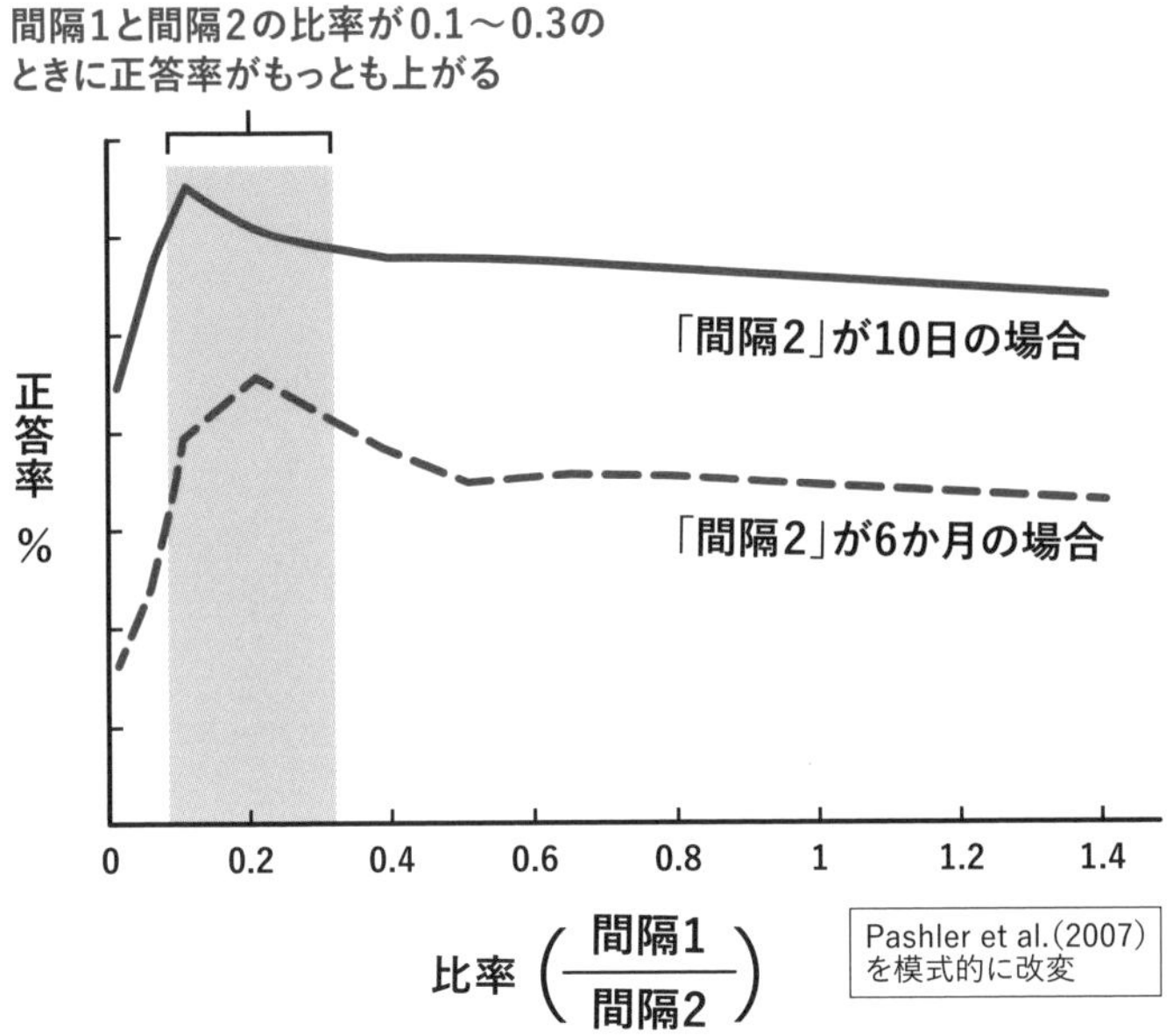

Pashler et al.(2007)
を模式的に改変

わかりやすく0・2という値を使うと、「学習から復習までの間隔」対「復習から本番までの間隔」が、1対5になります。つまり、学習からテストまでの期間を6で割れば、ほぼ最適な復習タイミングが計算できるわけです。

たとえば2か月後、つまり60日後がゴールなら、6で割って10日後くらいが復習にいい時期。中間試験や期末試験は大体2か月後ですから、ざっくり翌週に復習するぐらいがちょうどいいわけです。

また1年後が目標なら、6で割って2か月後。ちょうど、期末や中間が終わった後にしっかり復習しておけば、1年後はずいぶん楽になるわけです。

まあ、わかりやすくいうと、みなさんが受験を控えて行ったような学習を行うこと。この章を読んで、「改めて、こうしておけばよかった……」という部分も含めた学習法を行うことが、60代以降の学習にも役立ちます。

ちゃんと覚えなおすという意味での、物忘れ対策にもなります。脳トレスキルの向上にも役立つわけです。

忘れたら「歳のせい」となげく前に、再学習。それが脳のトレーニングにもなるわけです。

第4章

暮らしの中で脳を守る方法

暮らしの中で脳を守る基本～十分な睡眠のもつ力

すでにお話ししましたが、**暮らしの中で脳を守り、鍛える基本は、運動すること、禁煙すること、地中海食（102ページ参照）など健康でバランスのとれた食事をとること、危険で害ある飲酒をしないこと、認知的トレーニングをすること、過体重・高血圧・高脂血・高血糖の予防や治療を行うことです。口腔衛生など歯の健康も保つことです。加えて、十分な睡眠です。**睡眠中にアルツハイマー病の原因物質、アミロイドβが洗い流されることが知られていますし、日本人の睡眠時間が少ないのは有名ですから、しっかり寝ましょう。

自分の睡眠が十分なのかを調べる簡単な目安は、1週間の睡眠時間を調べることです。たとえば、月～金は6時間、休日の土日は9時間ほど、ごろ寝しているとします。そうすると、土日の9時間は月～金での睡眠が足らず、その分を土日で補っていると考えられます。こういうのを、「睡眠負債を払っている」といいます。

この場合、週の、7日間の睡眠合計は、6時間×5＋9時間×2＝48時間となります。すると48時間÷7で、少なくとも7時間弱はいつも寝たほうがいいことになります。

もっとも、日本人の睡眠時間は諸外国から見て短く、慢性的な寝不足が疑われています。ですから、もっと寝たほうがいい。たぶん、7時間弱寝ても、土日の睡眠時間の延長は起きるので、その分は寝たほうがいいことになります。

高齢者の場合、8時間以上横になっていると健康リスクが高まるので、そのあたりが上限です。

これからの「脳を守る方法」

ここまで、日々の暮らしの中で認知機能（頭の働き）を守る話をしてきました。

しかし、アルツハイマー病の原因物質アミロイドβを減らす薬（レカネマブ）が認可され、早期アルツハイマー病の患者さんに2週に1回の点滴を18か月行うと、悪化度が

27％抑制され、これはアルツハイマー病の進行を6か月程度遅らせることが報告されています。

点滴は面倒ですが、注射による方法も同等との報告が出てきており、その負担は軽減されそうです。

また、これはレカネマブに先行したアデュカヌマブという薬での話ですが、投与時に超音波を当てると、脳に薬が侵入するのを邪魔する脳血管関門がゆるみ脳に薬が届きやすくなるとか。結果、アミロイドβの減りが大きくなったとか。何かと期待できます。

ところで、**アミロイドβの蓄積はアルツハイマー病発症の20年前から始まる**ことが知られています。

したがって、早期アルツハイマー病でなくともアミロイドβの蓄積が確認できたら、早期に予防的に投与する方法も考えられます。実は、現時点でこの方法の治験が始まっており、いずれ使用可能になるでしょう。

この場合、アミロイドβの蓄積確認には脊髄液をとるなり、アミロイドβイメージング剤を使ってアミロイドβを標識しPETで調べるなど、対象者の身体への負担や、金銭的負担が大きくなります。

そこで島津製作所などでは簡易な血液検査を開発しており、これとレカネマブなどの組み合わせで、早期発見、早期介入が可能なのではないかと期待されています。ただ現状ではレカネマブの使用では、保険適用でも年間300万円ほどはかかるのが、ネックではあります。

2015年に、若いネズミの血を老齢ネズミに輸血すると脳も体も若返ることが報告され、大きな話題を呼びました。日本ではあまり話題になりませんでしたが、その年の雑誌「サイエンス」は世界10大発見にこれをあげていました。

その研究者が、なぜそうなるのかをこれまで調べてきて、2023年に「血小板因子PF4」が認知機能向上に役立つ可能性を報告しています。歳をとると、このPF4が減り、補うと認知機能が向上するというのです。

運動による認知機能の維持向上にもこのPF4がかかわると報告しており、PF4が若返り物質戦線に名乗りを上げています。

ほかにも、最近ではネット広告で見かけるようになったNMN（ニコチンアミド・モノヌクレオチド）、Klotho（クロトー）など、加齢に伴って減少する物質の補いで、実験的にはうまくいくケースが出ては消えしながら多数報告されています。

脳力アップの方法はこれからも進化する

十数年前から、**脳への電気刺激で脳力アップを図る試み**も行われています。

最近では、ボストン大学のシェリー・グローバーらが、150人の65歳以上を対象に、20分間の脳への電気刺激を4日連続で行っています。その結果、記憶力が少なくとも1か月間改善したことを報告しています。

被験者は20単語のリストの読み上げを聴いた後、すぐに思い出すという課題を行います。その際に電気刺激を受け、これを1日5回繰り返すことを4日間行っています。

結果、下頭頂小葉《かとうちょうしょうよう》（左図A）に4Hzの電気刺激を加えた場合にリストの最初の部分に含まれた単語の思い出しが改善され、前頭前野《ぜんとうぜんや》（左図B）に60Hzの電気刺激を与えた場合には、リストの最後の部分に含まれた単語の想起が改善されたそうです。特に、認知機能がもともと低い場合の改善効果が大きかったそうです。

A

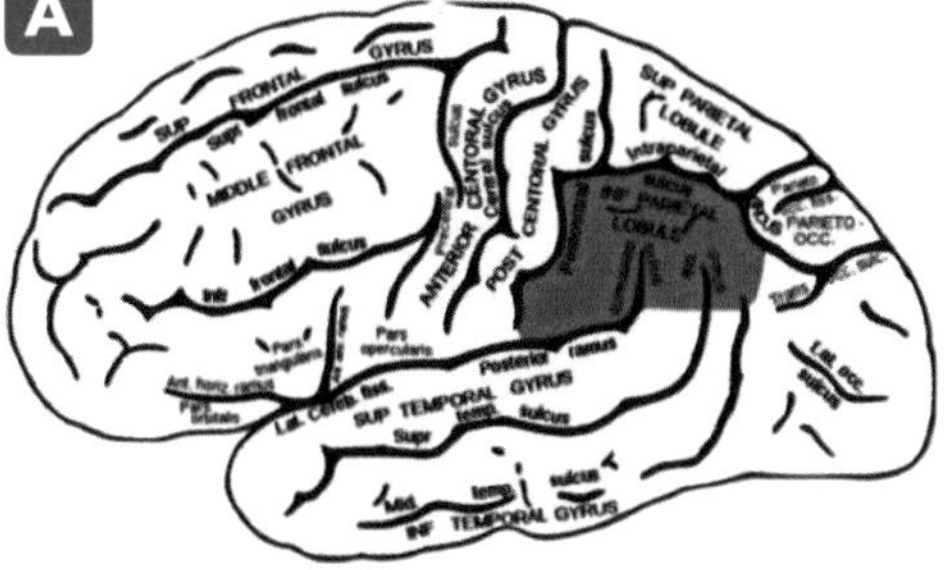

B

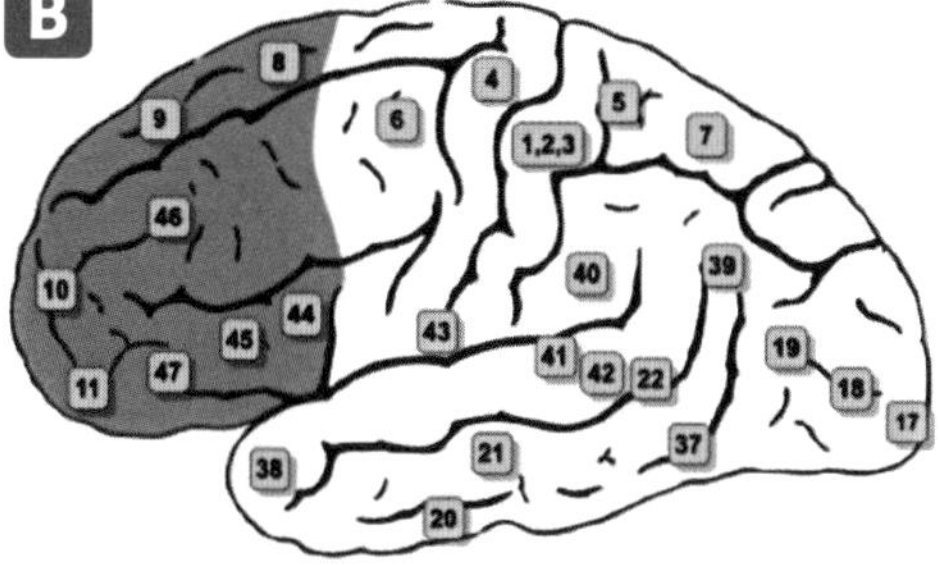

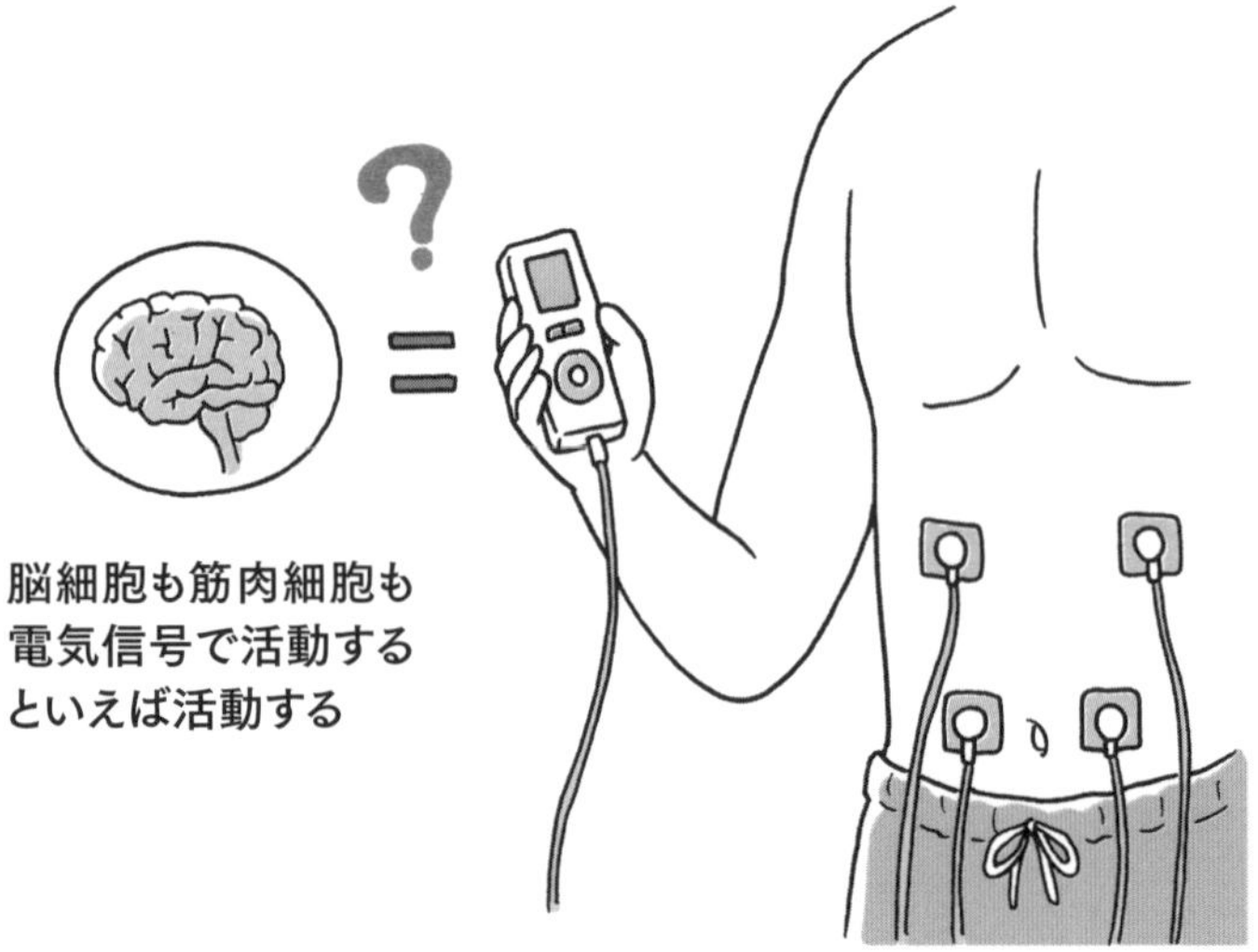
脳細胞も筋肉細胞も
電気信号で活動する
といえば活動する

もっとも、**ワーキングメモリートレーニングで主に活性化するのは前頭前野**ですし、想像力が必要な問題の場合には下頭頂小葉が活性化しますから、電気刺激でなくてもいいんじゃないかとも思えます。

しかし、筋トレでいえばEMS(Electrical Muscle Stimulation)のような電気刺激も有用ですから、ここも期待できます。

変わったところでは、認知症のネズミの便を、そうでないネズミに移植したところ、そのネズミが認知症様状態を示したことも報告されています。現在、さまざまな治療でも糞便移植が試みられていますから、健康な糞便の移植が役立つ日がくるかもしれません。

そういえば最近、「糞便移植で運動好きに？」なんていう研究も話題になりました。運動能力の高いマウスには「脂肪酸アミド」と呼ばれる物質の分泌に特に優れた腸内細菌集団がいるのだとか。このおかげでドーパミンが分泌しやすくなり、ランナーズハイっぽくなりやすいとか。遺伝要因はかかわらないとかで、「腸内フローラ恐るべし！」ですかね。

いろんなトライが研究者の仕事ですから、さまざまなことに期待しつつ、健康に気をつかい、頭をしっかり使いましょう。

おすすめは、3分おきに「速歩き」と「ゆっくり歩き」を繰り返す

運動が認知機能の低下予防に役立つことはすでにお話ししました。

少し細かくお話しすると、運動すると肝臓でヘパトキンというケトン体のひとつ、β-ヒドロキシ酪酸が分泌を増します。

また筋肉からはミオキシンが分泌され、インシュリン、IL‐6、カテプシンB、乳酸などが分泌され、これらが脳血管関門を通り、海馬では脳由来神経栄養因子（BDNF）を増やし、神経可《か》塑《そ》性《せい》を増し、海馬を大きくします。海馬での細胞新生を増やします。セレンの関与も指摘されています。それだけではなく、運動は骨への刺激にもなります。骨に刺激が入るとオステオカルシンという物質が分泌を増し、認知機能の改善に役立ちうると考えられています。

というわけで、どんな運動でもやるに越したことはないですが、なかでも**私がおすすめしているのが、3分おきに「速歩き」と「ゆっくり歩き」を繰り返す「インターバル速歩」**（NPO法人熟年体育大学リサーチセンター推奨）です。

やり方は左図のように、さっさかと歩く「速歩き」を3分間続け、そのあと呼吸を整えながらの「ゆっくり歩き」を3分間行います。

「さっさか歩き」の週の合計時間が、90分になるのが目安です。この合計時間が確保できると、筋トレ効果が現れ、血圧なども低下します。「さっさか歩き」を3分も続け

◆インターバル速歩の例

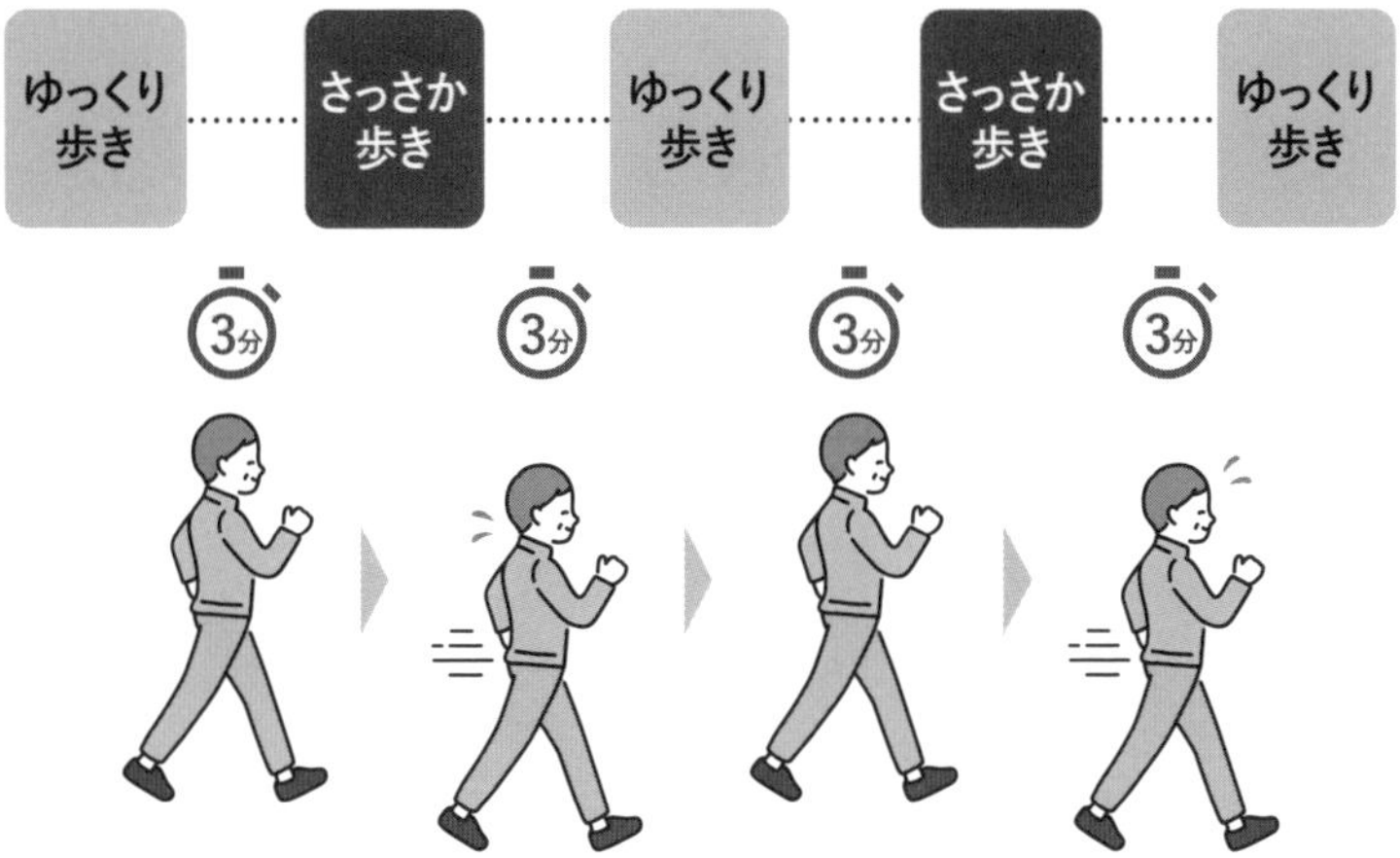

るのが難しい場合は、2分に短縮しても構いません。

「さっさか歩き」というのは、できるだけそこで追い込む歩きなので、そう余裕はないでしょうが（余裕があるならもっと追い込むべき）、**ゆっくり歩きのときに、振っている手でじゃんけんすると脳トレ効果が高まります。**

最初に前に出た手はグー、次の手はパー、次の手はチョキ……と勝ち続けます。慣れてきたら負け続けます。最初と、それから慣れてきてしばらくすると、まあまあ混乱してくるので、いい脳トレになります。

外に出るのがおっくうならば、その場足ぶみでもOKです。きちんとモモをあげればエネルギー消費は変わりません。

ただ、ステッパーなどもそうですが、まあまあの時間続けるとなるとつらいです。景色でも変わらないとなかなか続きませんから、できれば外のワーキング系やジムをおすすめします。

とはいえ、「やる気」が出ないときは？

さきほど、「糞便移植で運動に対するやる気がアップ？」という研究を紹介しました。それはまだ現実的な話ではないですが、「運動が大事なのは、今さらいわれなくてもわかっている」「だけど、やる気が出ない」「続かない」……そういう悩みを抱えた人は多いと思います。

かくいう私もその一人。えらそうに語るほど運動が続いているわけではないですが、「やる気」の仕組みにはまあまあ詳しいので、やる気を出すヒントをお話しします。

◆“やる気”に深くかかわる脳の「線条体」

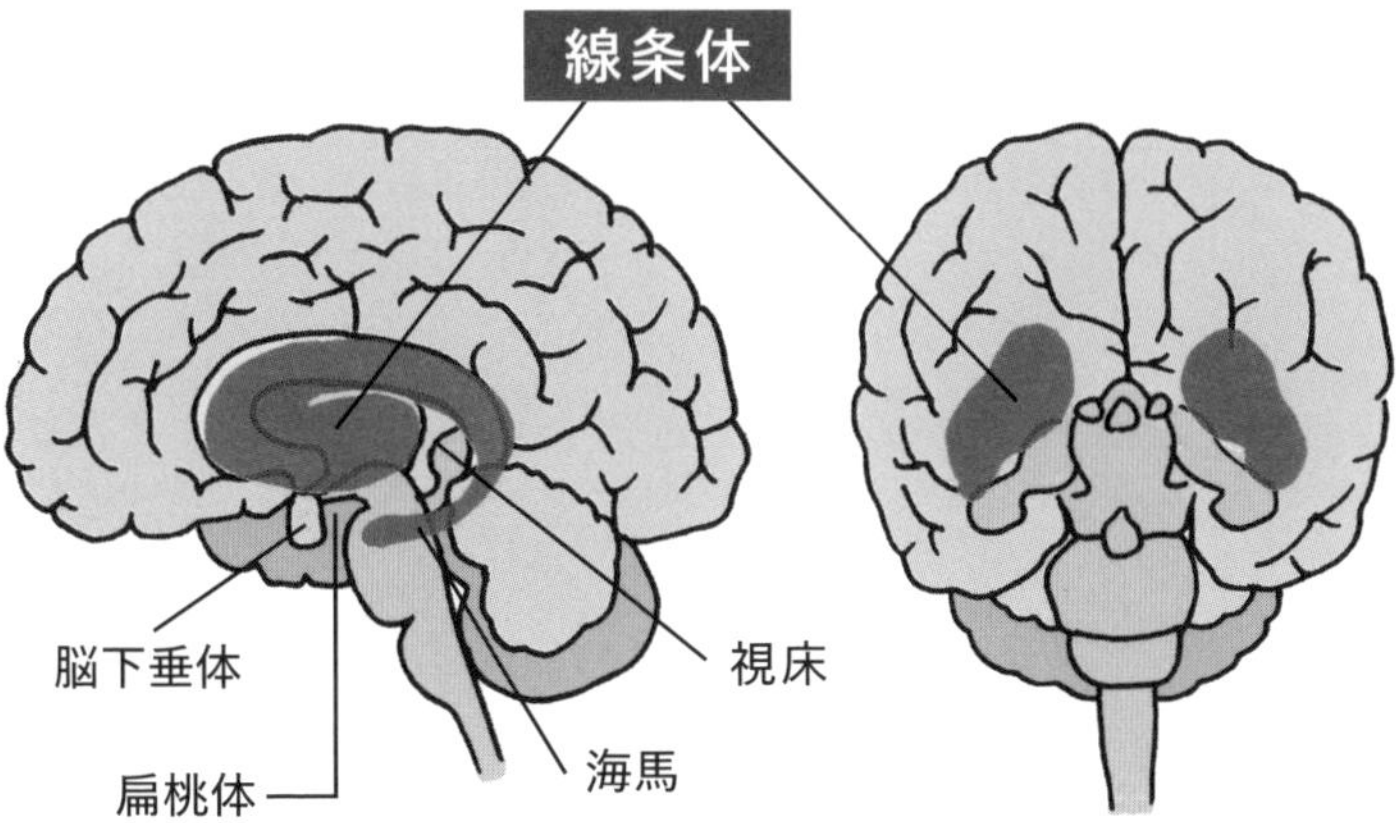

みなさんの脳の奥には、図のように左右一対、線条体《せんじょうたい》という脳部位があります。別に赤いわけではないですが、この**線条体が、やる気に深くかかわると考えられています。**

線条体は運動や行動の開始や維持にかかわる大脳基底核《だいのうきていかく》の一部です。一方で、線条体の腹側には側坐核《そくざかく》という快感に強くかかわる部位があり、腹側被蓋野《ふくそくひがいや》というドーパミン細胞のスタート地点から投射を受けています。

雑に言ってしまえば、線条体が行動と快感を結び付けています。

たとえば、子どもがいいことをしたらおかあさんなどがほめる、いいことしたらほめる、いいことしたらほめる、を繰り返すと、**いいことしようかな、と思っただけで、線条体は発火するようになります**。これをすればほめられるという予測的な結びつきができて、その予兆を感じ取れば「やる気」に火が付くのです。

ですから、やる気を出す王道は、その行動と快感を結び付けること。運動したらいいことが起きる、ほめられる、脳トレしたら解いた快感が味わえる、ほめられる……そういうことが繰り返されていると、ウォーキングしようかな、脳トレしようかなと思っただけで、線条体が予測的に発火し「やる気」が出ます。

とはいえ、そう簡単にいいことは起きないし、起きても忘れてしまうし、ほめてなんかもらえない、脳トレだってできなくてへこむことがあるでしょう。

だから、ウォーキングにやる気が出ない日、脳トレをする気にならない日はやってきます。そういう日を少しでも減らしたいなら、ウォーキングのさなかには「いい景色だ～」「空気がうまい！」「運動は気持ちいいなあ～」、終わったら「あ～楽しかった」「また行こう！」と、**行動と快感を結び付ける機会を増やしておくことです**。脳トレでも、学習でも同じです。

「努力をほめる」のも大事な脳トレと知っていますか？

スタンフォード大学の心理学者キャロル・ドゥエックらは、5年生400人余りを対象に面白い実験をしています。

まず彼女らは子どもたちに、比較的簡単な図形パズル問題（実はIQテスト）を与えました。そして、テスト終了後、子どもたちに点数を伝えほめました。

成績内容にかかわらず、一人ひとりの子どもをほめるわけです。ほめて伸ばそうというわけです。

このとき、半分の子どもには、「わ、90点だ。あなたは頭がいいんだね」といった具合にその子の賢さとか素質をほめます。一方、残りの半分の子どもには、「すごい、90点だ。

一生懸命やったね」など努力や直近の行動をほめます。90点だろうと、60点だろうと同じようにほめます。このとき、この2群の子どもたちは成績が均等になるようにランダムに選定しておきます。

それから、子どもたちには2種類のテスト（パズル）を与え、どちらでも好きなほうをやりなさいと伝えます。

一方は最初のパズルより難しいけれど、やればとても勉強になるパズル、もう一方は最初のものと同じように楽にできるパズルです。そう説明して、先生はいなくなります。

結果、賢さをほめられた子どもの4分の3が、楽にできるほうを選んだそうです。その一方で、努力をほめられた子どもの9割近くが、難しいパズルにチャレンジしました。

ドゥエックによれば、**努力をほめられた子どもは、さらに努力を認められようと難問にチャレンジしましたが、賢さをほめられた子どもは、自分を賢く見せるために、ある**

いは賢いという評価を守るために、間違うのを恐れるようになる、というのです。

「あなたはもともと賢いのよ」「勉強できるはずよ」「さすがに頭がいいわね」といったほめ方は、子どものチャレンジ精神や努力を奪ってしまう可能性があるのです。自分の過去の学歴や経歴にこだわるのも同様です。

さて、そのあと子どもたちに、極めて難しいパズルを与え、その様子を観察します。小5に中3レベルのパズルを与えるわけです。

すると、**賢さをほめられた子どもたちは、比較的早くあきらめたのですが、努力をほめられた子どもたちはなかなかあきらめず、この難問に熱心に取り組んだ**のです。

さらに、テストを受けた後、子どもたちに、ほかの人のテスト成績（パズルの回答）を見る機会を与えます。このとき、自分より成績が良かった人の答案用紙を見るか、自分より悪かった人の答案用紙を見るかを選ばせます。

結果、努力をほめられた子どもたちは、自分より良い成績の答案を見ようとする傾向が強く、逆に賢さをほめられた子どもたちは、ほぼ全員、自分よりテストの出来が悪かっ

◆ **賢さをほめられた子は慢心しがちで、努力をほめられた子は頑張る**

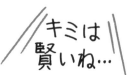

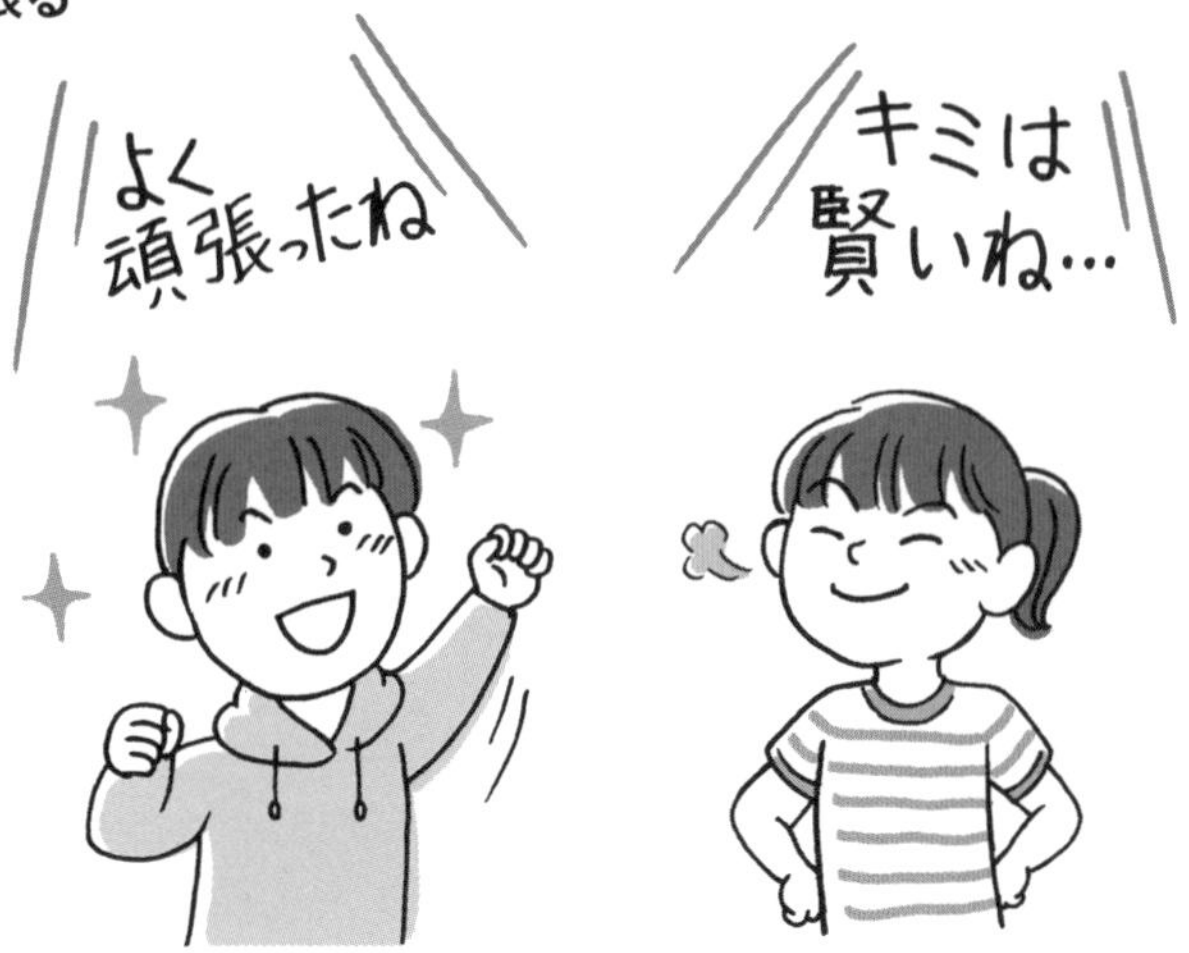

た子どもの答案を見ようとしました。
ドゥエックによれば、賢さをほめられた子どもたちは、自分より出来の悪い者を見つけ、自尊心を守ろうとしてしまうそうです。テスト結果のごまかしも多かったとか……。

ほめて、子どもの自尊心を育てることはとても大切なことです。

これまでほめてもらう環境になかったり、今、すごくへこんでいたり、そういう場合は、素質だろうと努力だろうと、髪の毛の長さだろうと、履いているクツだろうと、なんでもいいからほめて自尊心を回復させることが必要です。

しかし、一定程度自尊心が回復しているにもかかわらず、子どもの賢さをほめ続けることは、自分より下の子を見つけては自分の賢さを確認するという、しょうもないモチベーションをつくってしまいがちなのです。

ドゥエックは、いじめも同じ、見下した相手、差別した相手をいじめることで自尊心を保とうとするのだと主張しています。

さて、ドゥエックらは最後に、最初の図形パズルと同じくらいの難易度のテストを子どもたちに実施しました。つまりＩＱテストです。

結果、**努力をほめられた子どもたちは、図形パズル問題の成績が30％程度伸びたのに対して、賢さをほめられたグループは20％程度成績の低下が起こった**そうです。

その後の似たタイプの実験での追試では、これほど劇的な差は観察されていませんが、それでも差は残るそうです。

努力をほめられた子どもたちは、自分の間違いを積極的に見つけ、見つめ、間違いから学んでいくので成績が伸びていく。

その一方で、賢さをほめられた子は、自分の間違いをできるだけ見ないようにして自尊心を維持しようとするので、間違いから学べない。パズルの解き方も向上しないと考えられるのです。


そしてこのパズルは実はＩＱテストなので、ほめ方によって賢さが変わる実験として知られています。またこのＩＱテストはワーキングメモリー系なので、ほめ方、ほめポイントによってワーキングメモリーの伸び方が変わる実験とみなすこともできます。

脳から見ると、間違いから学ぼうという姿勢をもっている人は、エラーを見出したときに現れる脳波（エラー陽性電位）が大きくなります。

そしてこの脳波の大きさと、その後の成績向上が強くかかわるとの報告があります。

自分の間違いを積極的に見つけ出し、修正しようとする姿勢や行動をほめること。その萌芽《ほうが》をほめることこそ、子どもを、自分を伸ばすコツです。

このことは、ぜひシニアの方々にも知っていただきたくて、本書に入れました。

ほめるだけでオフライン学習が進む

生理学研究所の定藤規弘《さだとうのりひろ》先生らは、48人の成人被験者に対して、30秒間でキーボードをある順番でたたくのを覚えてもらうトレーニングをしました。

その後、評価者から被験者がほめられる、評価者から他人がほめられる、成績だけが示される、の3つのグループに分け、翌日、抜き打ちのテストをしました。

その結果、評価者から他人がほめられたグループ、成績だけが示されたグループに比べ、自分がほめられたグループは成績が良くなっていました。特に練習をしたわけでもないのにです。

つまり、ほめられると、線条体などでドーパミンの分泌が高まり、パフォーマンスが向上しやすくなるとか、海馬でドーパミンが働いて記憶効率も高まるとか、そういうことは直接かかわらずに、**ただほめられただけで脳内では学習が進むらしいのです。**特に睡眠中に。

さらに、一人からほめられるより、二人から、多数からのほうが、スキルがより定着しやすいらしいので、**自分でほめるだけでなく、周りから、あるいはSNSを通してなど、ほめてもらう環境をつくるのは大事なことです。**

今、やる気を出したい！

ほめることも脳トレの大事な一環だとお話ししてきました。そして、それが後の「やる気」につながり、そうでなくともパフォーマンスの向上につながります。

だから、ほめましょうと言いたいわけです。

とはいえ、今日やる気を出したい！　今出したい！　そういうこともあるでしょう。

そのときの戦略の一番目は、「**四の五のいわずに始める**」です。

線条体というのは、たとえば大昔、マンモスを追いかけるとき、追いかけ始めたらずっ

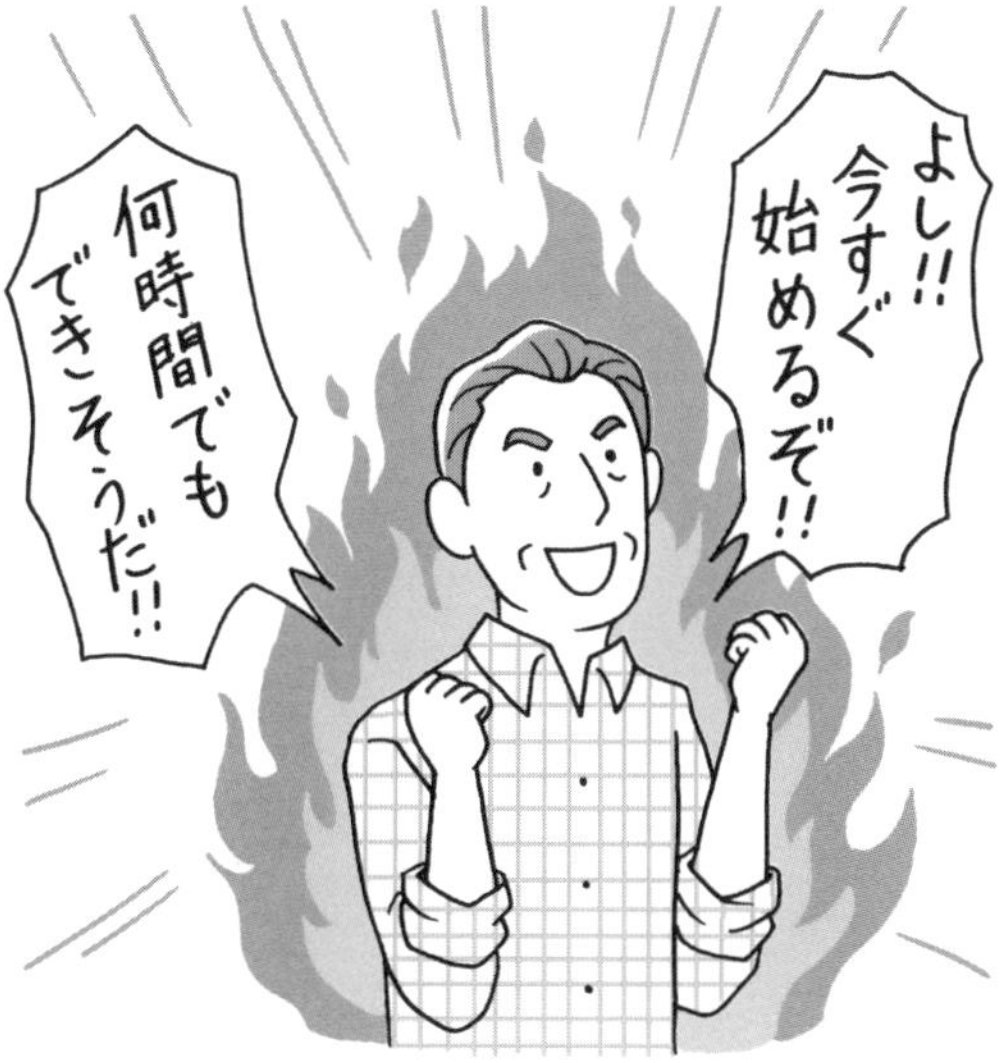

とその運動や行動を続ける仕組みを担っています。**始めたら、線条体は発火し始め、やる気の維持なんか考えなくても行動は続く**のです。

だから、ウォーキングでも学習でも始めてしまえば何とかなります。座学なら5分だけやれば、そこで止めるほうが困難です。子どもを勉強させる方法としても5分タイマー法はよく使われます。

とはいえ、その5分すらおっくう、ということもあります。話は変わりますが、子どもがリビングでいつまでも勉強を始めないとき、「勉強しなくていいの？」などと叱ると、「今始めようと思ったのに！」などといわれることがあります。

どうやら、これはウソではないらしい。

頭の中では、言葉を話す中枢（ブローカ野）や聞く中枢（ウェルニッケ野）は活動しています。「勉強しなきゃあ……」とは思っているようなのです。

しかし、体を動かすことに関連する脳部位、前運動野《ぜんうんどうや》や運動野《うんどうや》などは活性化していない。だから腰が浮かないのです。

こんなとき、「グッと立ち上がって」「ダダッと机に向かい」「ドンと座って」「ガッと問題集を広げ」「ガシガシやる」と**自分の行動をビデオで見るように具体的にイメージすると、運動に関連した脳部位が活性化**します。

特に「グッと」「ダダッと」などオノマトペを使うと余計に活性化しますから、どうにもやる気が出ないときは、その行動を自分がしている状態を、オノマトペを使いながら具体的にビデオで見るようにイメージしましょう。きっとやる気が出ます。

認知機能低下予防には、健康的でバランスの良い食事が重要

すでに、認知症や認知機能低下予防に、地中海食など健康的でバランスのいい食事が

役立ちうることを紹介しました。

改めて「**地中海食」とは、イタリア料理やスペイン料理、ギリシア料理などの地中海沿岸諸国の食事や食習慣**を指します。

具体的には、ナッツやオリーブオイル、野菜や果物、全粒穀物、豆や魚、鶏肉などが豊富で、チーズやヨーグルトも頻繁に食されます。また赤ワインも適度に飲まれる習慣があります。

加えて、地中海食は多価不飽和脂肪酸が豊富に含まれ、脳細胞同士のつながりの強化に役立つと考えられています。ちなみに多価不飽和脂肪酸が特に多いのはサバ・サンマ・ブリ・イワシなどの青魚で、DHA（ドコサヘキサエン酸）、EPA（エイコサペンタエン酸）がその象徴です。ただし、DHAやEPAをサプリメントで摂取することをWHOは推奨していません。食事の中からの摂取が望ましいようです。

地中海食の中でも、毎日摂ると良いもの、週に数回で良いものなどバランスを考えた食事が大切です（次ページ図参照）。こうした食生活は認知症を防ぐ可能性が強いほか、さまざまな生活習慣病の予防にも効果的とされています。

◆「地中海食」のピラミッド（一例）

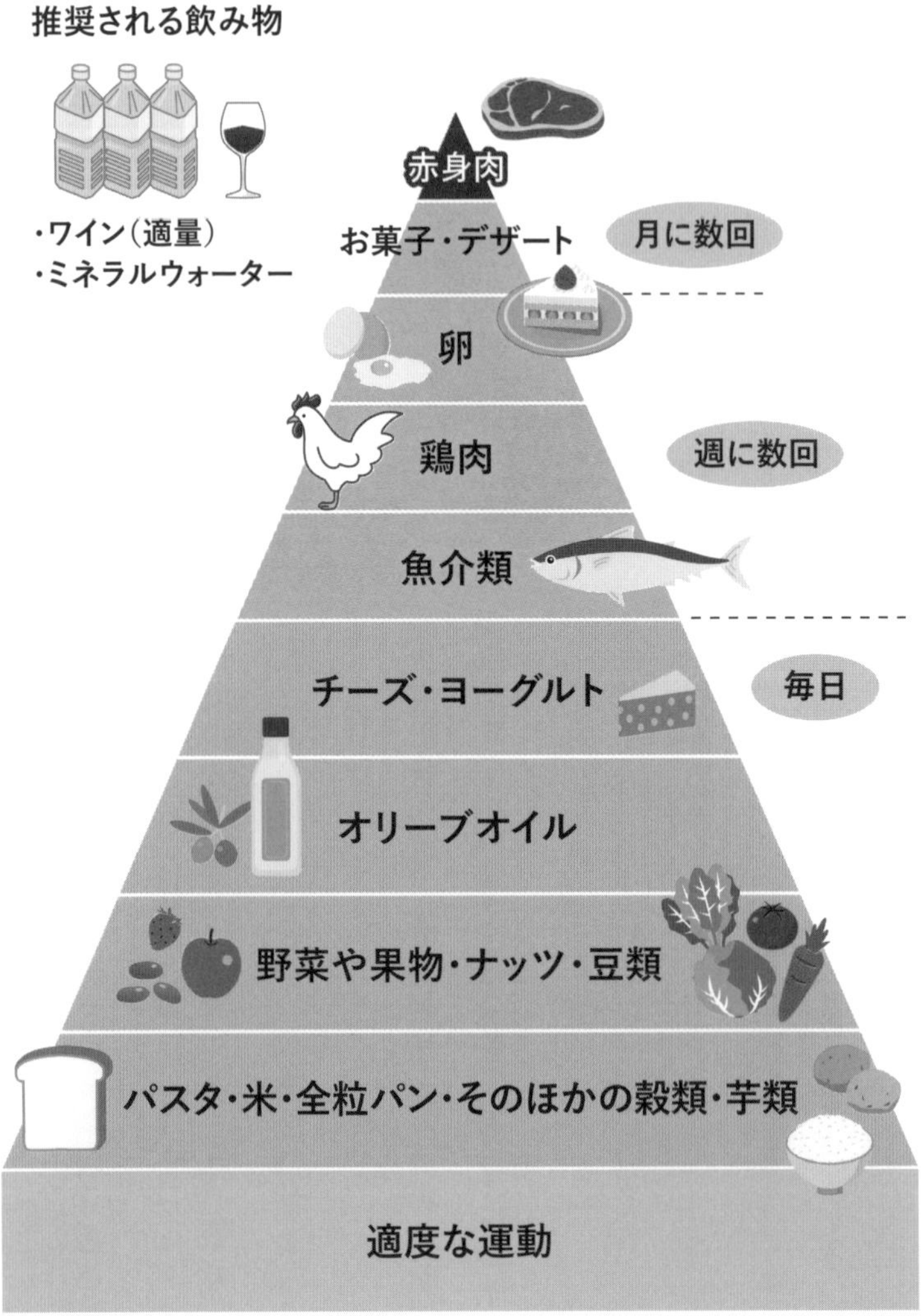

健康的でバランスの良い食事は、「孫は優しい」

健康的でバランスのいい食事は日本食に代表されます。
健康であるために必要とされてきた以下のような食材をとることも参考になります。

◆**「ま」**＝豆類…脂質やたんぱく質のもとである必須アミノ酸、ミネラル、食物繊維が豊富

◆**「ご」**＝ごま…脂質や必須アミノ酸、カルシウム、マグネシウムなどのミネラルがバランスよく含まれる

◆**「わ」**＝わかめ・海藻類…各種ミネラル、カルシウム、ビタミンや食物繊維が豊富

◆**「や」**＝野菜…ビタミンがいっぱい。温野菜だけでなく生のまま食べるのも大事。

◆**「さ」**＝魚…アミノ酸のほか、DHAやEPAなど脳に良い脂質を含む

◆**「し」**＝しいたけ・きのこ類…ビタミンなどが豊富で低カロリー

◆**「い」**＝いも類…糖質やビタミンC、カリウム、食物繊維を豊富に含む

1日の食事の間隔も大事です

結局は健康であることが、脳を守ることにもつながります。なかでも、過体重、高血圧、高脂血、高血糖の予防や治療が大事です。これらを予防していくためには、食事間隔も重要です。

2015年から2018年のデータをまとめた研究で、夕食から朝食の間の食事間隔が長い（12時間より多い）成人は、短い（12時間以下）成人と比較して、腹部肥満の有病率が1・15倍高かったそうです。

もし夕食後に晩酌をして何か食べたり、おやつを食べれば、その時間が最終食事時間になります。そして、最後の食事の時間（平均22：03）が遅い上位3分の1の成人は、早い3分の1の成人と比較して腹部肥満の有病率が1・12倍高かったとか。

また、朝食と夕食の中間点が遅い成人は、空腹時血糖値が高かったそうです。

高齢者では、食事間隔が長い（12時間より多い）参加者は、食事間隔が短い（12時間以下）高齢者と比較して、トリグリセリド（中性脂肪）が2・74倍高かったそうです。夕食と朝食の間隔をしっかり空けることが健康につながり、認知機能の低下予防にもつながります。

筋力トレーニングとたんぱく質の摂取も大事

運動と認知機能に関する研究をまとめた研究では、ヨガのような運動も含めて運動は認知機能の維持、改善、その低下予防に有益であることが示されています。

特に、筋トレと有酸素運動は、全体的な認知機能と実行機能を改善するのにもっとも効果的とされています。実行機能の中核はワーキングメモリーの力ですから、有酸素運動も筋トレも大事です。

先に紹介したインターバル速歩は「さっさか歩き」が筋トレになり、有酸素運動と筋トレを兼ね備えています。

1万歩ウォーキングをしても筋力は落ちてしまうので、ウォーキングを主としている人は、スクワットなど筋トレを加味するほうが、頭の働きの改善は見込めます。

筋トレの効果は、「荷重×回数×セット数」で決まり、特にセット数が重要なので軽くてもいいので数をこなすことが大事です。

また、筋トレを行うならフルレンジ、つまり関節の可動域を大きくしたほうが効果的なので、大きく動かし数を稼ぎましょう。その点ではスクワットがおすすめです。

さて、筋力をつけたいなら、特に高齢化するほどたんぱく質の摂取が必要になってきます。

運動後のたんぱく質摂取は筋肉合成に有効です。牛肉より牛乳、同量のたんぱく質なら、牛乳のほうがタンパク合成を促進することも知られています。運動後の牛乳摂取は血液中の保水量を高め、熱中症の予防にもなります。

第5章

脳を健康にするライフスタイルのすすめ

脳を健康にするには余暇活動は不可欠

頭を使うレジャー（余暇活動）にせよ、体を使うレジャーにせよ、頭も体も使わないレジャーにせよ、余暇活動は脳にとって大事です。

2010年、アメリカ国立衛生研究所がアルツハイマー病の予防や認知機能低下予防に関する報告書を出しています。

その中で、余暇活動を取り上げ、**頭を使う余暇活動も、体を動かす余暇活動も、頭も体も使わない余暇活動も、みなアルツハイマー病や認知機能低下予防に役立ちうる**としました。

以降、脳を含む健康的なライフスタイルにとって、頭を使ったり、体を動かしたり、人とかかわったり、あるいはひたすらリラックスしたりの余暇活動は、重要であると考えられています。

北京大学のスージェン・スーらが2022年に、余暇活動が認知症に与える影響を改めて調べなおしています。

彼らは、主に医学系の論文データベースを検索し、余暇活動が、アルツハイマー病、血管性認知症、これらを含む全認知症の発症にどのような影響を与えるのかを調べました。

その結果、質のいい研究が38件得られ、計215万4818人の追跡調査ができました。

そのうち、アルツハイマー病2848人、血管性認知症1423人、全認知症7万4700人の発症が認められました。

そして、余暇活動を身体的活動、社会的活動、認知的活動に分けて解析を行い、身体的な活動を行っている人の全認知症発症リスクは17％程度低くなっていたと報告しています。

やはり、**運動は認知症予防に役立ちうる**ということです。同様に、**社会的な活動では7％の低下が認められ、WHO（2019）では証拠不十分とされた、人とかかわる活**

◆ **アルツハイマー病の予防には、「頭を使う活動」がより重要**
（56～58ページ参照）

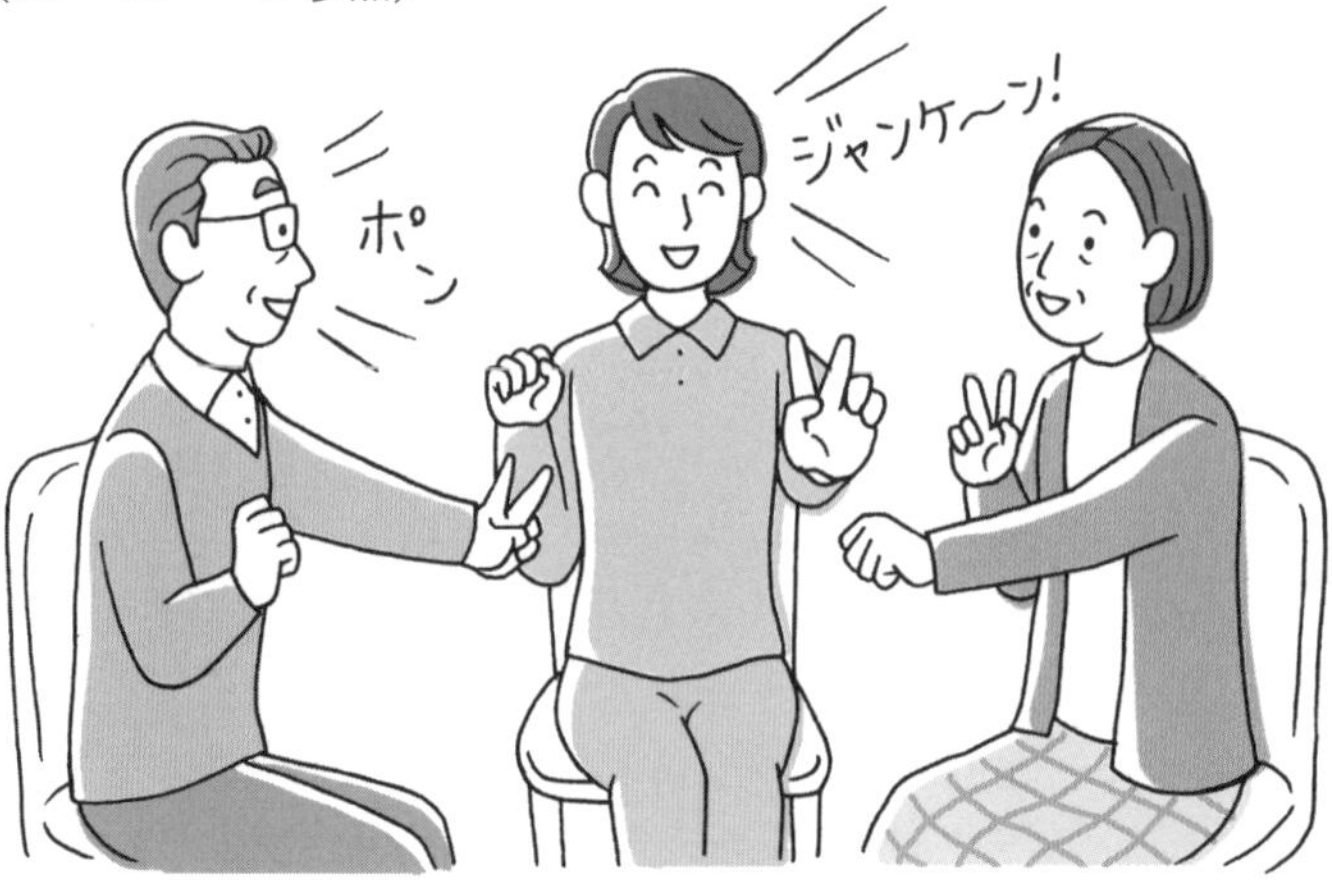

動の大切さも確認されました。

一方で、認知的活動（頭を使う活動）はさらに効果が大きく、23％の低下が認められたそうで、頭を使う活動の認知症予防上の意義をもっと高く評価してもいい可能性が示されました。

アルツハイマー病に限ると、社会的活動の影響は認められず、身体的活動で13％の低下、認知的活動で34％の低下が認められました。**アルツハイマー病予防を第一に考えるならば、頭を使う活動がより重要といえそうです。**

一方、血管性認知症では、認知的な活動や社会的な活動の影響は認められず、身体的な活動のみ、33％の低下が認められました。脳のみならず心疾患など血管系の疾患の予防も考えあわせれば、運動はやはり極めて重要です。

同じようなシステマティックレビュー（関連する論文のうち適切なものを選び、統計的な手法でまとめて全体の傾向性を知る方法）で、認知機能（頭の働き）を対象とした研究では、ワーキングメモリー（作業記憶：何かを覚えながら何かをする機能）の低下予防が推測されています。

何をしに隣の部屋に行ったのか忘れてしまう、話し始めたはいいが別の話題に移ったとたん、何を話そうとしたか忘れてしまう……など、記憶しながら何かをすることに不安を感じたり、**一度覚えたことがすぐ消えやすくなってきたようなら、この本のようなワーキングメモリーのトレーニングを主とした認知的な活動（頭を使う活動）を行うことが大事**といえるでしょう。

「孤独な時間」はけっして捨てたもんじゃない

スイス・チューリッヒ大学のミンシャ・ルオらは、興味深い報告をしています。この研究では118名の高齢者（65〜94歳）について、スマートフォンを使って21日間にわたってどんな行動をしていたかを調べたそうです。

その結果、人とかかわる活動は1日平均39分、孤独に過ごした時間は5・03時間だったそうです。

この国では、人とのかかわりが倫理的に重要視されやすく、人とのかかわりの大事さが強調されます。しかし、そもそもそれほど長い時間、人と接するわけではないようです。そして**人とのかかわりが長くなると、それまで以上に長く孤独でいる時間が増えることが報告されており、人と多く接すれば接するほど、その分多く孤独でいる時間が必要**なようです。

◆自分だけの時間をゆっくりともつことも大切

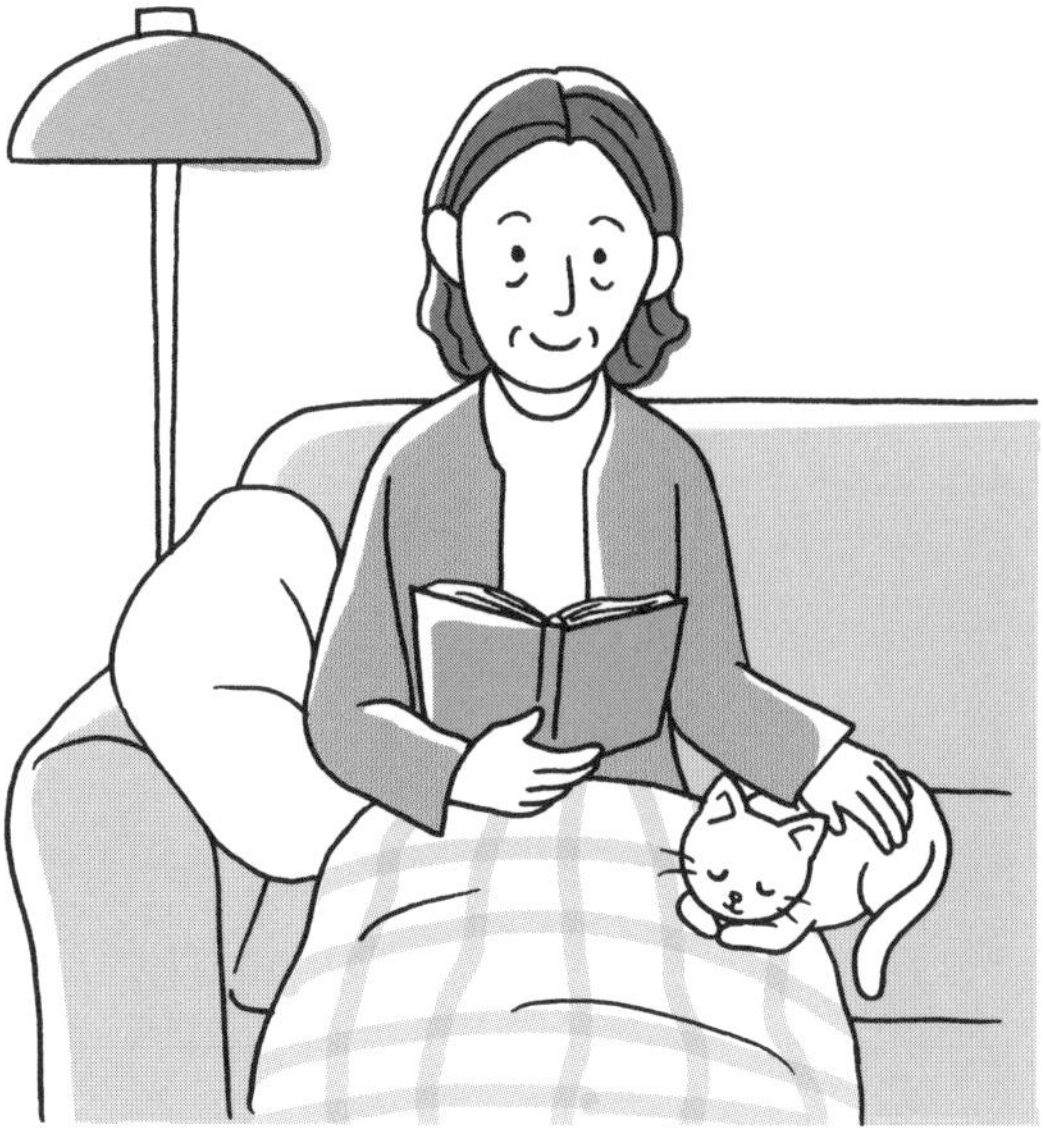

この研究では、生活満足度が高く、疲労度が低い高齢者は、孤独な時間が長くなった後、人とのかかわりを求めていました。**人とのかかわりが幸福感を向上させる手段である一方で、孤独もまた、その人のエネルギー回復を支え、高齢者の日常生活において不可欠な部分**であるようです。

一人の時間をゆったり過ごすもよし、ぼんやり過ごすもよし。読書、パソコン操作、ゲーム、クラフト活動（自由な工作）が軽度認知障害（ＭＣＩ）のリスクを下げることはよく知られていますから、そういう余暇活動で過ごすもよし。あるいは、この本のような脳トレで過ごすのもいいでしょう。

キャンベラ大学のミッシェル・ノーシーら（２０１８）のまとめによれば、有酸素運動、レジスタンス・トレーニング（いわゆる筋トレ）、マルチコンポーネント・トレーニング（それらの組み合わせ）、あるいは太極拳を行うなどの介入は、いずれも認知機能の維持向上に有効であるとしています。

ジュゼッペ・リッピら（２０２０）のまとめでも、30分以上の中強度の有酸素運動を週に2〜3回、約3か月間行うことが、脳細胞の成長を促す脳由来神経栄養因子《のうゆらいしんけいえいよういんし》（ＢＤＮＦ）の分泌を促進し、認知機能の維持向上に役立つと結論付けています。

こうした運動は、細切れでもＯＫなので、気が向いたときに黙々と運動することも大事です。

デジタルゲームを嫌うべからず

ビデオゲームのプレイが、高齢者の認知機能の向上に役立つことも知られています。

ビデオゲームでは、ルールを覚えておいて素早く対処するとか、ゾンビが出てきたら

撃ち、人なら撃たないとか、ワーキングメモリーを使う機会にあふれているからです。ロールプレイなどでは普通に頭を使います。

ゲームというとわが国では、すぐにゲーム依存症とか言い出し、危険なもののように扱われる場合があります。しかし、**諸外国の研究を見ると、子どもも含め、ゲームで認知機能が向上すると位置づける研究はかなりあります**。

アムステルダム自由大学のブルーノ・サウスとスウェーデン・カロリンスカ研究所のトーケル・クリングベリらは、デジタルメディアが認知機能に与える影響についての研究結果がばらついているのは、認知機能に強く影響を与える遺伝的要因や、世帯収入、親の学歴、親の職種などの社会経済的地位（SES）を考慮に入れていない研究が多いことによるのではないかと考えました。

また、因果関係の同定に必要な、個人を一定期間追う縦断的研究が乏しいことによるのではないかと考えました。実は今、医療や教育、心理に関連する研究ではこうした問題点が指摘され、多くの研究で見直しが進んでいます。

そこで、ブルーノ・サウスらは、ABCDデータベースという多くの被験者にさまざまな測定を繰り返したデータを使って、米国の9855人の子どもを対象に、ベースライン（9～10歳）および2年後の認知機能を測定しました。

そして、認知機能にかかわると考えられる遺伝的差異のデータと社会経済的地位（SES）の影響を統計学的にコントロールしながら、「デジタルメディアを受動的に視聴する時間（受動的視聴時間）」「SNSなどで社会的につながっている時間（SNS時間）」「ゲームをしている時間（ゲーム時間）」それぞれが子どもの認知機能に及ぼす影響を推定しました（2022）。

結果、**ゲームを行っている時間が長いほうが頭の働き（認知機能）が向上**しており、SNSを行っている時間や、ゲームやSNS以外の受動的にデジタルメディアに接している時間は認知機能に影響しないことが示されました。

70代のパチンコプレイヤーの認知機能が高いヒミツ

依存症といえば、パチンコもよくやり玉にあげられます。しかし、**パチンコも余暇のひとつであり、認知機能の低下予防に役立つ可能性があります。**

私たちはかつて、パチンコの大当たりによって自然免疫が高まることを報告し、パチスロの目押しトレーニングで認知機能が高まることを報告しています。

また、このときの脳活動では、ワーキングメモリーにかかわる前頭前野が活性化していたほか、ストレスにかかわる下前頭回《かぜんとうかい》は活動を低下していました。つまり、ストレスの小さい脳トレになるわけです。

さらに、70代のパチンコプレイヤーの認知機能は、同年代の平均より高くなっていました。特に、「自由に遊んでいいときに遊ぼう」「ほかに優先すべきことがあるときはそちらを優先しよう」「いつまで遊んでいいか決めてから遊ぼう」「家族や友人に対してウソやごまかしなく遊ぼう」などの健全遊技を励行している人は認知機能が高く、危険な遊び方傾向が小さくなっていました。

ゲームだろうとギャンブルだろうと、自分を律する遊び方をすることは認知機能の維

持向上に役立ちうるのです。

それにＩＣＤ‐11というＷＨＯの国際疾病分類に従えば、日本でよく使われるゲーム依存症チェックリストやギャンブル依存症チェックリストは、ゲーム依存症（ただしくはゲーミング障害）やギャンブル依存症（ただしくはギャンブリング障害）にはあたりません。多くが、危険な遊び方に分類され、これは障害や疾病ではなく、運動不足や誤ったダイエットと同列に扱われています。日本では軽々に依存「症」と言いすぎです。

家事は大事、心をこめるともっといい

家事はワーキングメモリートレーニングです。「あれしておいて」「こっちをやって、またこっち」という多重労働は、まさにワーキングメモリーの多重使用課題です。

実際、キャベツの千切りでも、単品の料理でも、複数の料理の並行作業でも前頭前野はよく活性化します。そば打ちなんかはどんな場面でも活性化します。

窓ふきでも、ボタン付けでも、洗濯物をたたむことでも前頭前野は活性化します。

アメリカ・シカゴのラッシュアルツハイマーセンターの研究では、細かな家事労働の積算量が多いほうが、アルツハイマー病のリスクが下がると報告しています。

ちなみに私たちは、ちょっと面白い観察をしています。たとえばキャベツの千切りでも、マス計算でも、ナイフでの鉛筆削りでも、ダンベルトレーニングでも、**ただ行うより、「心をこめて」行ったほうが前頭前野は活性化します**。どうせやるなら、たまには心をこめましょう。

「締め切り」を設定して、脳に適度なストレスを与えよう

「より早く」というメッセージが入るだけで脳は余計に活性化します。同じやるなら時間制限を設けたり、少しでも早くやろうとしたりするのが立派な脳トレです。いつも「より早く」では疲れてしまいますから、ときには「早く」でいいと思います。

また、せかされながらやらされて、いやだったときも、「ああ、いい脳トレだった」と思えばストレスが減ります。ストレス物質コルチゾールは脳の働きを落としますから、ストレスをうまくリフレーミング（解釈のし直し）をしましょう。

仕事や何かの手続き、子どもの宿題なんかもそうでしょう。物事には「締め切り」や「期限」というものがあります。

でもたいていの人は、「締め切り」をとてもいやがります。「〇〇までにやらなくてはいけない」という心理的なストレスを与えられ、負担を感じてしまうからです。

その一方で、**実は「締め切り」の存在は、前頭前野の活性化には役立ちます**。

あまりにも切羽詰まった締め切り（時間のなさ）はマイナスですが、目標となる時間設定をつくって脳に「適度なストレス」をかけることで、やる気と思考力が増していきます。

「あと1時間でやってしまおう」「30分で終わらせるぞ」と具体的な時間を決めて作業することで、脳は活性化するのです。

仕事にかぎらず、家でのさまざまな作業も、**「〇分以内にやってみよう」**とつねに締め切りを意識して行うように工夫したりしましょう。

元気に「チクショー！」「馬鹿野郎！」と言ってみよう

余談ですが、ガマンは毒だし、意志力には容量があります。堪忍袋には大きさがあり、堪忍には限界があるのです。

フロリダ州立大学の心理学者ロイ・バウマイスターは、「自我の消耗」論をとなえています。自分の力でガマンするなど、自我の力を使う事柄には、一定の度量があると主張しているのです。

彼らは、焼き立てのチョコレートチップ入りクッキーをのせた皿の隣に、学生を座らせました。学生たちのうち、ひとつのグループはクッキーを食べることを許可され、もうひとつのグループはガマンするように命じられました。その後、両方のグループが、難しいパズルを完成させることを求められました。

結果、クッキーのガマンを強いられたグループは、「ガマンの蓄え」がすでに消耗しており、新しい課題を与えられるとすぐに投げ出しました。

一方、意志力を保存していたと見られる、クッキーを食べたグループは、パズルに対してより長い時間取り組みました。つまり**自我が消耗すると、自我的な行為（自分の意志で何かをする行為）ができなくなってくるというわけです**。

一方で、**「チクショー」など汚い言葉を使うと、ガマンが長続きする**そうです。

英国キール大学のリチャード・ステファンらは、大学生67名を対象に、5℃の冷水に非利き手を最大で3分間、つけてもらう実験をしました。耐えられなくなったら手を冷水から出します。

このとき、大学生は以下の二つのグループに分けられました。

①手を冷水につける間、ののしりの言葉（チクショーなど）を一定のリズム、大きさで繰り返し発声する

②手を冷水につける間、椅子に関連する言葉（四角いや固い）を①と同じリズム、

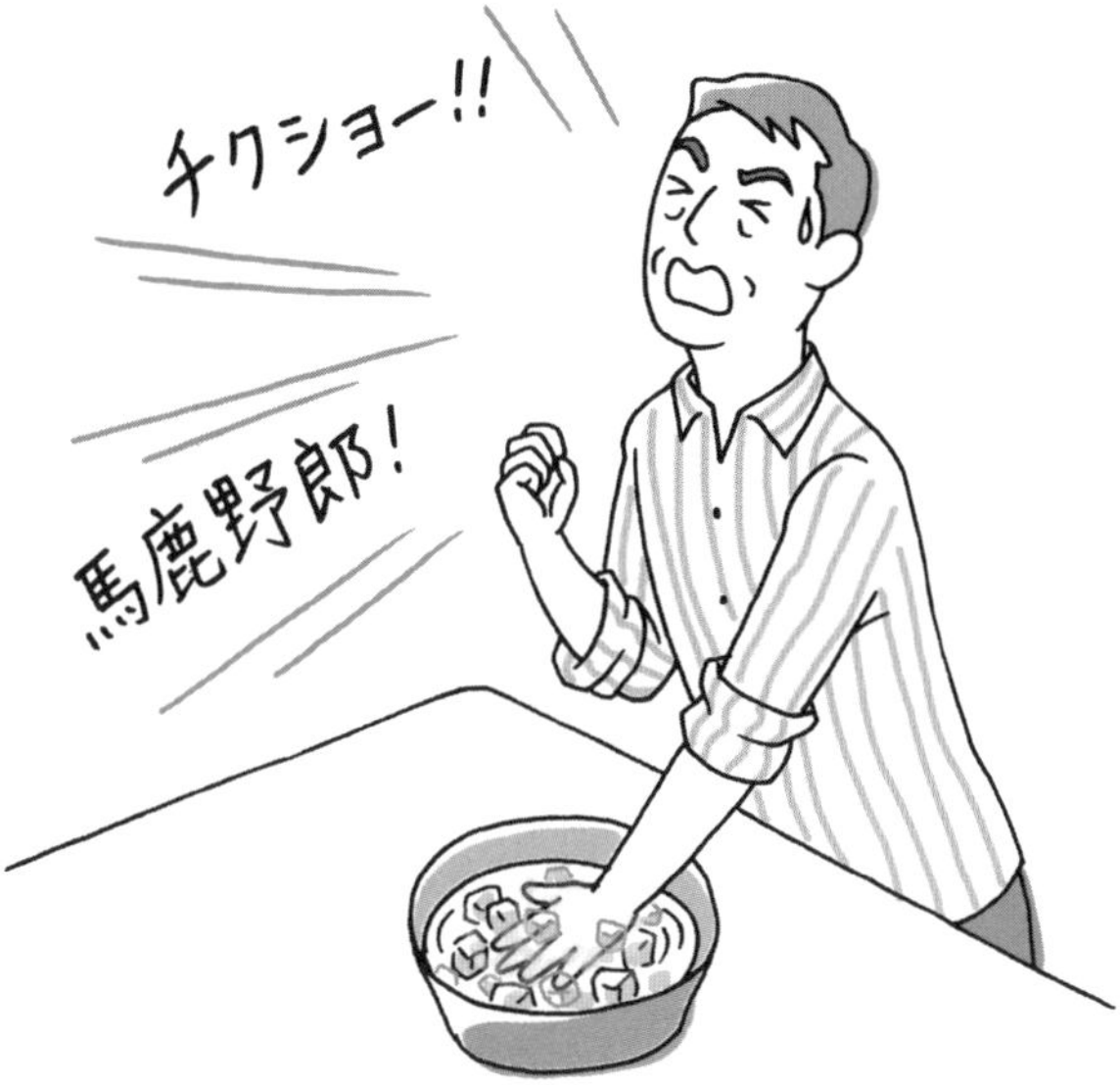

大きさで繰り返し発声する

そして、その後、水に片手をつけたことで感じた主観的な痛みを報告してもらいます。

結果、「チクショー」「馬鹿野郎！」などののしりの言葉を大声で言った人は、椅子に関する言葉を大声で言った人と比べて、主観的な痛みを小さく報告しました。

また、冷水に手をつけている時間も長くなっていました。脈拍が早くなっており、興奮が痛みを忘れさせていたのかもしれません。

さらに、汚い言葉を吐き出すことは、心の痛みも小さくしてくれそうです。

ニュージーランド・マッセー大学のマイケル・フィリップらは、ののしりの言葉を吐き出すことが、仲間外れにされた孤独のような社会的苦痛に対しても効果があるのかを調べました。

大学生62名に、過去、仲間外れにされた経験を書きだしてもらいます。それから、大学生を二つのグループに分け、一方は、「チクショー」「くそ野郎！」などと2分間口汚くののしりの言葉を叫びます。一方は何もしません。そして、仲間外れにされた心の痛みの程度を報告してもらいます。

すると、**体の痛みのときと同様、心の痛みの程度も、汚い言葉を叫んだグループのほうが小さくなっていました**。

身体的痛みには、体性感覚野《たいせいかんかくや》や島皮質《とうひしつ》がかかわります。心の痛みも同様なようで、心理的な痛みは、身体的な痛みのメカニズムを使って感じているようなのです。

そして痛みとの折り合いも、前部帯状回《ぜんぶたいじょうかい》という共通な脳部位で行っているようで、汚い言葉を吐くこと、ガマンしないことが痛みの度合いを減じてくれるようです。

思い出の写真は自己肯定感を高めてくれる

私たちは「ほめ写」というプロジェクトにかかわりました。子どもたちが運動会や発表会とかで頑張っている写真をリビングに貼り、折にふれてほめあうというものです。すでにお話ししたように、ほめられることがやる気づくりに役立ちます。さらに、自己肯定感づくりにも役立ちそうです。

子どもたちの場合、「ほめ写」を続けると、自己肯定感が向上します。

脳を調べると、ほめ写の写真を見ているときに、自己肯定感の弱い子は、しっかり見ることにかかわる右の前頭前野がほとんど活性化していませんでした。「自分」を見ることに積極的ではない、自分のイメージと向き合いたくないということなのかもしれません。

また、自己肯定感の強い子どもは、心地良さにかかわる左前頭前野の下側が活性化していました。

自己肯定感というと哲学的ですが、しっかり自分のイメージと向き合い、自分のイメージを思い浮かべることが心地良いというのが自己肯定の正体なのかもしれません。

高齢になると認知の問題とともに、抑うつの問題も出てきます。過去のアルバムを見つつあれこれ話すのは大事なことかもしれません。介護予防の現場では回想療法が用いられます。

たとえば、小学生のときの家の間取りを描く、小学校までの地図を書く、などです。そういうのを書くとふだんあまり言葉が流暢でない方も、よくしゃべります。

最初の東京オリンピックとか、昔の流行歌、映画なども盛り上がります。昔の家財道具、火のしとか、洗濯板とか、そんなのでも盛り上がります。ＮＨＫのサイトで昔のグッズや出来事のアーカイブがありますから、ときに覗いてみるのもいいでしょう。

小理屈を言えば、そういう**懐かしいものにふれたとき、感情や情動にかかわる大脳辺縁系が活性化します。これが知的活動に強くかかわる大脳新皮質をいわば支えているので、脳が働きやすくなるのです。**

「片づけ」はワーキングメモリートレーニング

あなたの机の上は片づいていますか？　ふだん使う机の上に物が散らばったりしていると、作業の効率が悪くなるのはもちろん、仕事や家事への集中力を欠くことにつながってしまいます。

脳にやる気を与えてモチベーションを上げるためにも、机の上の整理整頓が必要です。そして整理整頓の仕方は、次の「3つのルール」で行いましょう。

たとえば書類はざっと目を通したら、①読んだら捨ててもいいもの　②あとでもう一度読みたいもの　③残しておくべき重要なもの　この3つに分けて整理します。

①は読んだらそのままゴミ箱行き。②と③はファイルやケースに入れてまとめ、②は

週に一度、③は月に一度をメドに捨てるか取っておくかを判断します。

整理整頓は、「3つのルール」をつくりながら分けていくのがコツです。

ワーキングメモリー＝脳のメモ帳は、「あれ」「これ」「それ」の3つを記憶するのが一応の限界。できたとしても、あと1つを加えた4つが精一杯です。ですから「3つのルール」で整理していくのは脳のメモ帳の機能からも効果的な方法なのです。

だからこそ、片づけも立派なワーキングメモリートレーニングになるのです。

最寄りの駅の反対側に降りて散歩してみると…

「慣れたこと」というのは、脳がいつも同じ処理を繰り返していて、その処理のネットワークが効率化しており、たいして活性化しなくても上手に処理ができる状態です。ですから、ルーティンワークではなかなか脳を活性化できません。逆にいつもと違うことをすると脳は活性化しやすいのです。

◆いつもと違う帰路を体験して脳を鍛えよう

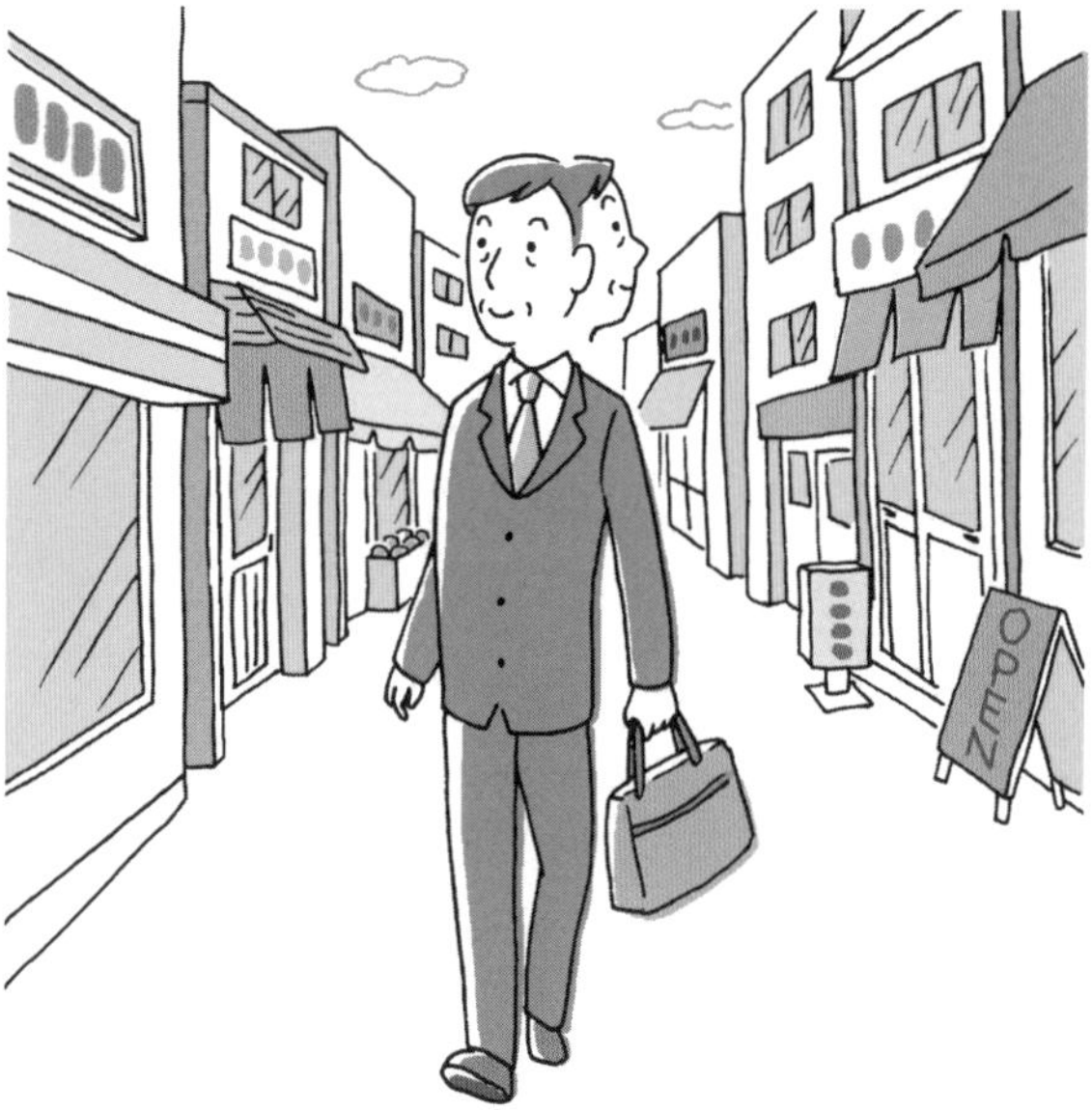

たとえば、いつもの通勤・通学のルートは毎日通る、「慣れていて安心できる」道のりでしょう。けれども、脳にとっては何の刺激もない平凡な時間としてスルーされてしまいます。時間に余裕のあるときや休日などに、**あえて「いつもと反対側に降りて散歩してみる」のはおすすめの習慣**です。

目的地への新しい順路を考えながら散歩する間に、脳も体もほど良く鍛えられていきます。今までその街について知っていたようで知らなかった新しい発見に出合える点でも、非日常な散歩はきっと有意義ですよ。

早口言葉で脳のメモ帳を鍛える

昔から伝わる早口言葉は、いろいろあります。よく知られる「生麦生米生卵《なまむぎなまごめなまたまご》」、「東京特許許可局《とうきょうとっきょきょかきょく》」「赤巻紙青巻紙黄巻紙《あかまきがみあおまきがみきまきがみ》」……みなさんも一度は口にしたことがあるのではないでしょうか。

早口言葉は脳の言語中枢や運動中枢、ワーキングメモリーをつかさどる前頭前野に良い刺激を与えて鍛える効果があります。

そして早口言葉はできるだけ早口で言うこと、そして難易度を上げて脳を追い込んでいくことが大切です。

大事なのは、**早口言葉を言えるようになることではなく、早口言葉を使って脳を鍛えること。簡単な言葉を「言えた！」と喜ぶのが目的ではありません。**慣れてスラスラ言えるようになるまでトレーニングする、あるいは、どんどん難しい早口言葉に挑戦する、この二つの方法でワーキングメモリーが鍛えられます。

■難易度高めの早口言葉の例

この竹垣に竹立てかけたのは　竹立てかけたかったから　竹立てかけた

ジャズシャンソン歌手新春シャンソンショー

東京特許許可局長今日急遽休暇許可拒否

かえるぴょこぴょこ三《み》ぴょこぴょこ　合わせてぴょこぴょこ六《む》ぴょこぴょこ

どじょうにょろにょろ三《み》にょろにょろ　合わせてにょろにょろ六《む》にょろにょろ

メール22通中20通が　フルーツジュース抽出中

ほか、どんどん見つけて挑戦を！

スマホや携帯のメール、LINEを利き腕と逆の手指で打ってみる

いつでも誰でもできる工夫の動作です。スマホや携帯のメールやLINEを、ふだん

使わないほうの手、利き腕とは逆の手指で打ってみましょう。

自由に入力できず、イライラしてストレスを感じると思いますが、ストレスを感じている分だけ脳には刺激が与えられています。

指を動かすことは、脳への重要な刺激になります。利き腕を中心に使って生活するのは当たり前の行為ですが、**スマホや携帯にかぎらず、ちょっとした動作に逆の腕を使ってみるのは脳を活性化する工夫のひとつです。**

同じことを続けていれば、脳への刺激は減っていくもの。ときには少し違った体の動かし方を心がけてみましょう。

家の中でできる「その場で50歩踏み」

立ち位置に印をつけ、**その場に真っ直ぐ立って目をつぶって50回足踏み**をしてみます。目を開けたとき、立っている位置が元の場所とのズレが少なければ少ないほど、脳年齢が若い証拠です。少しずつでもズレをなくしていけるようトライしてみましょう。簡単な小脳トレーニングになります。

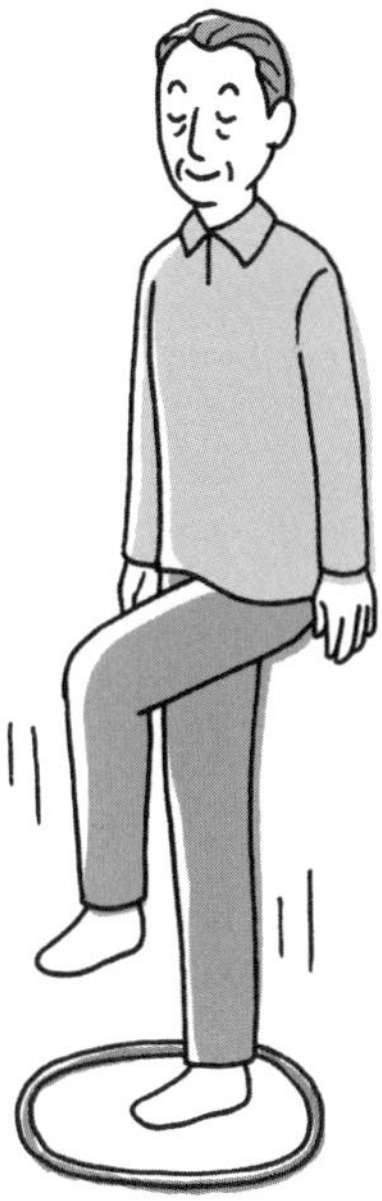

※一人で行わず、誰かにそばについていてもらいましょう。

〔やり方〕
立ち位置に目印をつけ、印の場所にまっすぐ立って目をつぶります（立ち位置を紐などで囲むとわかりやすいです）。
立ったときの向きも覚えておき、目をつぶったまま、位置がズレないよう、その場で50回足踏みをします。

➡ 目を開けたとき、位置や方向はスタート地点と変わっていませんか？ズレが少なければ少ないほど、脳年齢が若い証拠です！

太陽の光を浴びて「幸せホルモン」を出そう

「早起きは三文の徳」といわれるように、**朝早く起きる習慣をつけることは健康的な**

心身をつくるのに効果があります。

ただ早起きはあくまでも、夜早く寝ることとセットであるべき。日付が変わる前に眠りについた上で、朝の早起きを実践することが大切です。規則正しい生活習慣の中できちんと睡眠時間を確保しましょう。

ただし、クロノタイプといって、朝型夜型には遺伝の影響があります。無理に朝型化しようとすると社会的時差ぼけが生じ、心身に不調が現れがちになります。もっとも高齢者では勝手に朝型化が起きますから、そう心配しなくてもいいかもしれませんが。

そして**早起きをしたら、朝の太陽の光をいっぱいに浴びることも大事な生活習慣のひとつ**です。

朝日を浴びることで脳の覚醒を促す脳内ホルモンであるセロトニンなどが活発に分泌され、スッキリと目覚めることができます。

セロトニンは「幸せホルモン」とも呼ばれ、気持ちが前向きになって充足感を味わうことができます。つまり、「早起きの太陽は三文の徳」ということかもしれませんね。

通勤途中や外出時には「脳のウォーミングアップ」が有効！

あなたは通勤の途中や、朝の家事に取りかかる前の時間帯など、どのように有効に活用していますか？

スポーツを始める前のウォーミングアップと同じように、仕事や家事の前には、脳を健全に動かすための〝準備運動〟を行う必要があります。本番に備え、脳を健全に動かすためのウォーミングアップが必要なのです。

このウォーミングアップは、なにも特別なことを行う必要はありません。たとえば**通勤途中に歩きながら、ラジオやスマホでお気に入りのアーチストの曲を聴いていくのも立派な脳のウォーミングアップのひとつ**です。

このときのコツは、手や足、口をなるべく同時に動かすこと。その上で、できないものでも根気強く続けていくことが大切といえます。

何かをしながら、何かをする。こうした**両方の刺激を朝起きたあとに脳に与えていくことで、1日の行動はきっとスムーズになります**。

また、自律神経が副交感神経から交感神経に切り替わり、活動に適した体になることも脳のウォーミングアップの効果のひとつといえます。

不安や心配を切り離し、ワクワクする生活を手に入れよう！

脳における大切な要素として、これまでワーキングメモリーについて多くの紙面を割《さ》いてきました。改めて、**危機的状況やストレス下では、ワーキングメモリー（作業記憶）が占拠されやすくなり、パフォーマンスが落ちやすくなります**。

ワーキングメモリーは脳のメモ帳。われわれはこのメモ帳を使ってあれこれ考えるのですが、このメモの容量が食われてしまうのです。

もともとワーキングメモリーが、同時に、あるいは入れ子様に扱える情報のまとまりはせいぜい3つか4つと説明してきました。

「あれ」「これ」「それ」、カッコにくるんで「その他」くらいまでなら同時並行処理、入れ子処理ができますが、これを超えるとパニくりやすくなってしまいます。

そして、危機的状況やストレス状況では、この脳のメモ帳の一部や大部分が占拠され、頭が働きづらくなります。

大きな失恋をするとそのことばかりにとらわれ、頭も働かせるのが難しくなるのです。特に、神経症傾向が強いと、この傾向がますます強まるわけです。


シカゴ大学のベイロックらは面白い実験をしています。

大学生20名に数学のテストを2回受けてもらいます。このとき、1回目は「ベストを尽くすように」と指示。2回目のテストは「成績優秀者には賞金」「成績が悪ければ連帯責任」などプレッシャーをかけます。ただし2回目のテストの前、半分の学生は10分「試験に関する不安」を書きます。半分はそのまま座《ざ》位《い》安静《あんせい》としました（対照群）。

結果、対照群（プレッシャー群）は1回目より成績が12％下がったそうです。**プレッシャーやストレスはワーキングメモリーを占拠し、頭を働きづらくさせるのです**。一方、不安を書いた群は5％成績がよくなったとか。

同様に、高校生（日本では中3にあたる）に期末試験前にテストに対する不安の感じやすさをアンケート調査します。

そして、テスト前に「テストについての気持ちを書く」群と「テストと無関係のことを考える」群に分けます。結果、「テストについての気持ちを書く」群のほうが、成績がよかったとか。不安傾向の強い人がプレッシャーでの成績低下がより強くおき、気持ちの書き出しでの成績向上の傾向が強かったそうです。

結局、人は危機的状況だったり、ストレスが強い状況に置かれたりすると、ワーキングメモリーが働きづらくなります。

しかし、**「不安を書き出す」と、頭の中に渦巻いている不安やストレスを外に置くことができます**。こうやって不安やストレスを自分から切り離し、不安やストレスを観察可能な形にすることを「外在化する」と言います。**誰かに話すと多少はスッキリするの**

も外在化のひとつです。

外在化テクニックのひとつとして、不安を興奮として再評価する方法が提案されています。するとパフォーマンスが向上するのだとか。

「私はワクワクしている」「興奮するなあ」「(自分に対して)ワクワクしなさい」「のってるぜ!」とかセルフトークするといいのだとか。

不安で活動するノルアドレナリン系が抑えられ、ドーパミン系が働きやすくなります。するとと記憶力アップ、スキルアップが起きやすくなります。

何かにチャレンジするときには「ワクワクする」「興奮するなあ」と言いましょう。

終わったときも「ああ楽しかった」と言いましょう。ぜひあなたも不安を切り離し、前向きなシニアライフを手にしてください。

■監修

篠原菊紀（しのはら・きくのり）

脳科学・健康教育学者。公立諏訪東京理科大学情報応用工学科教授。人システム研究所長。茅野市縄文ふるさと大使。東京大学教育学部卒業、同大学院教育学研究科修了。専門は応用健康科学、脳科学。「快感・楽しさ」をキーワードに「日常的な脳活動を調べる研究」「ゲーミング障害・ギャンブリング障害・危うい遊び方研究」「コンテンツの快感を量的に推定する研究」「脳トレ問題の作成、監修」などで活躍中。通称「ひげおやじ」。

◎「はげひげ（菊仙人）」の脳的メモ（篠原菊紀ブログ）
https://kikusennin.seesaa.net

〈参考文献〉

マンガでわかる脳と心の科学／篠原菊紀 監修（池田書店）
未来の記憶のつくり方～脳をパワーアップする発想法／篠原菊紀 著（化学同人）
脳が冴える40代からの生活習慣／篠原菊紀 著（三笠書房）
「すぐにやる脳」に変わる37の習慣／篠原菊紀 著（KADOKAWA）
サルヂエ脳トレ！ 能力別脳年齢チェッククイズ／篠原菊紀 監修（ワニブックス）
毎日イキイキ！ 解いて動いて脳活生活／篠原菊紀 監修（NHK出版）

編集協力／ミナトメイワ印刷株式会社、株式会社エスクリエート
本文イラスト／高橋なおみ
校閲／宮崎守正

簡単・楽しい・若返る！
何歳からでも間に合う 脳を鍛える方法

第1刷　2024年4月30日
監修者　篠原菊紀
発行者　小宮英行
発行所　株式会社 徳間書店
〒141-8202
東京都品川区上大崎3-1-1
目黒セントラルスクエア
電話 編集 03-5403-4344／販売 049-293-5521
振替 00140-0-44392
印刷・製本　大日本印刷株式会社

© Kikunori Shinohara, Printed in Japan

ISBN978-4-19-865808-3

乱丁、落丁はお取り替えいたします。

※本書の無断複写は著作権法上での例外を除き禁じられています。
購入者以外の第三者による本書のいかなる電子複製も一切認められておりません。

徳間書店の好評既刊

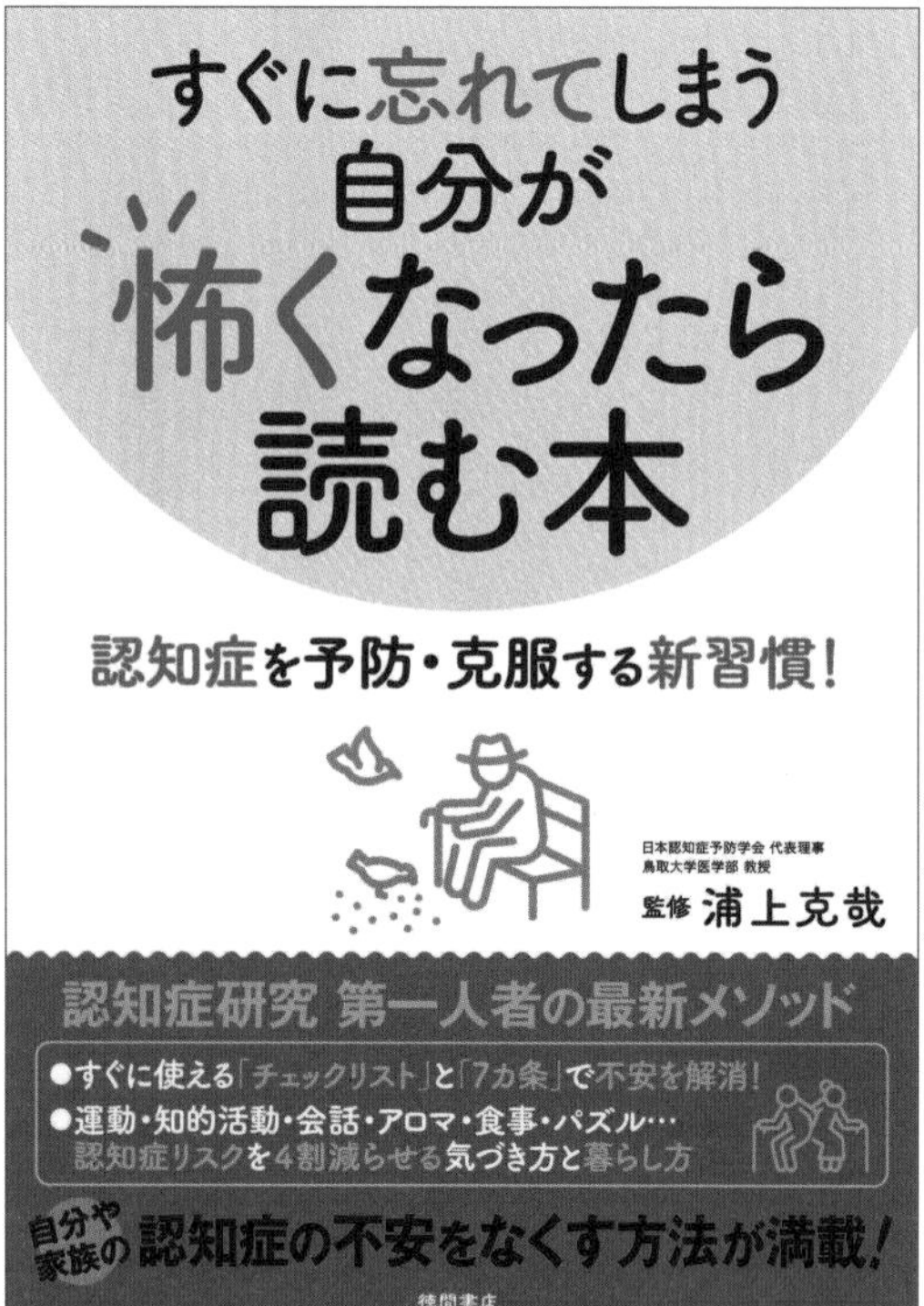

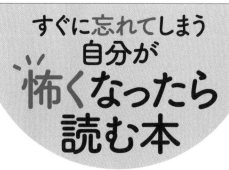

すぐに忘れてしまう自分が怖くなったら読む本

認知症を予防・克服する新習慣！

浦上克哉 監修

（日本認知症予防学会 代表理事・鳥取大学医学部教授）

本体1400円＋税

ISBN978-4-19-865433-7

徳間書店の好評既刊

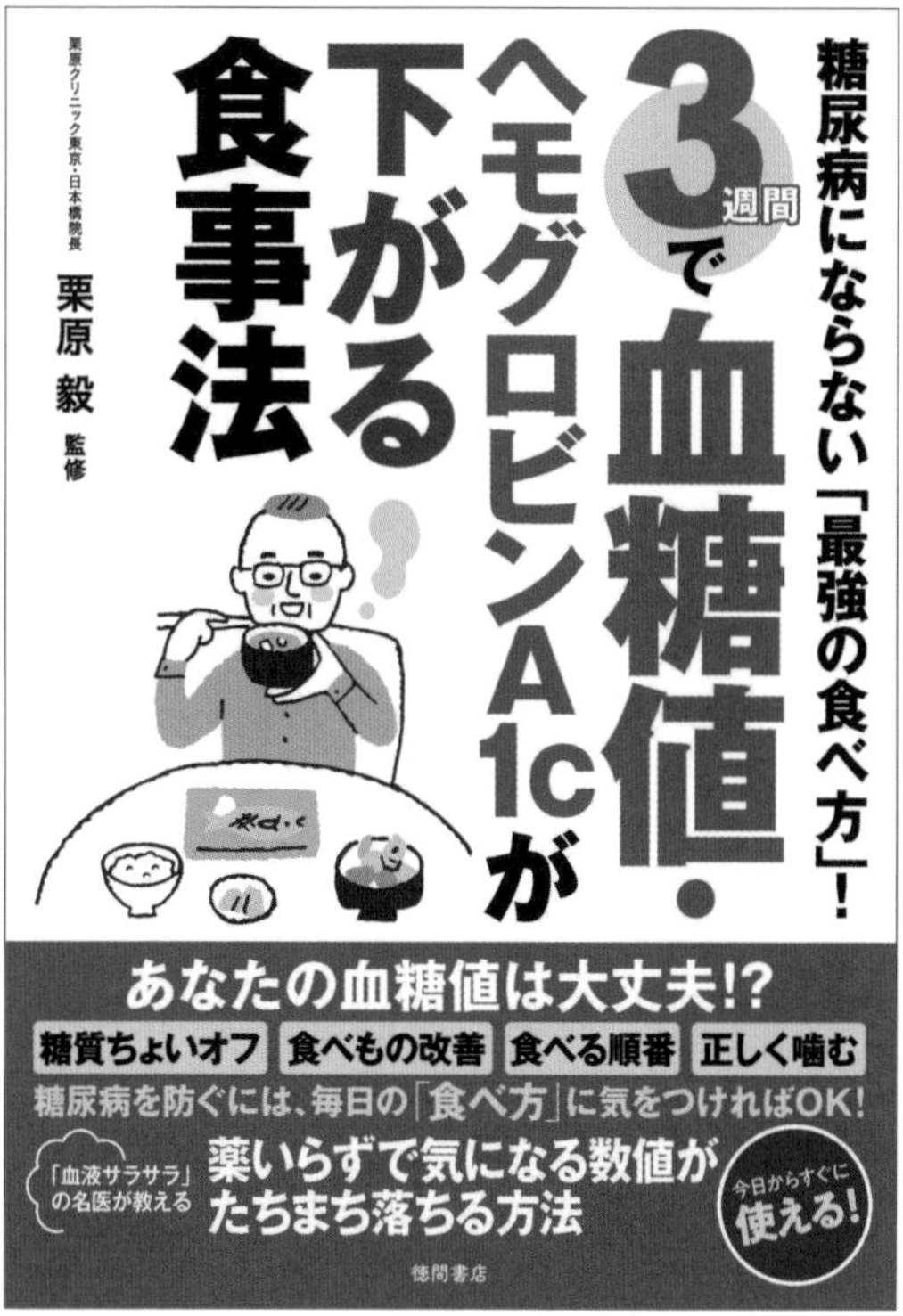

糖尿病にならない「最強の食べ方」！

3週間で血糖値・
ヘモグロビンA1cが下がる食事法

栗原毅 監修
（栗原クリニック東京・日本橋院長）
本体1500円＋税
ISBN978-4-19-865627-0